AF905923

TheraPart
direkt

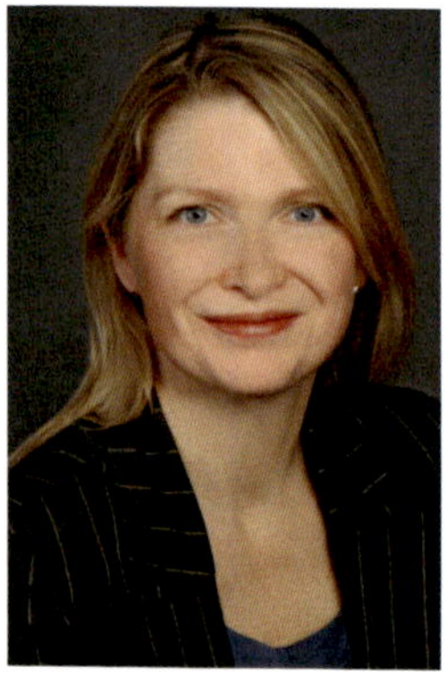

Dr. Uta Gühne
Diplom-Psychologin, Therapeutin für Systemische Therapie und wissenschaftliche Mitarbeiterin am Institut für Sozialmedizin, Arbeitsmedizin und Public Health (ISAP) der Medizinischen Fakultät der Universität Leipzig

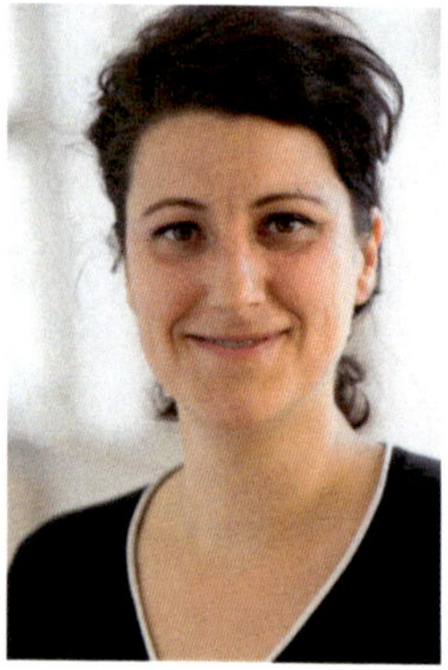

Janine Quittschalle
Diplom-Psychologin und wissenschaftliche Mitarbeiterin am Institut für Sozialmedizin, Arbeitsmedizin und Public Health (ISAP) der Medizinischen Fakultät der Universität Leipzig

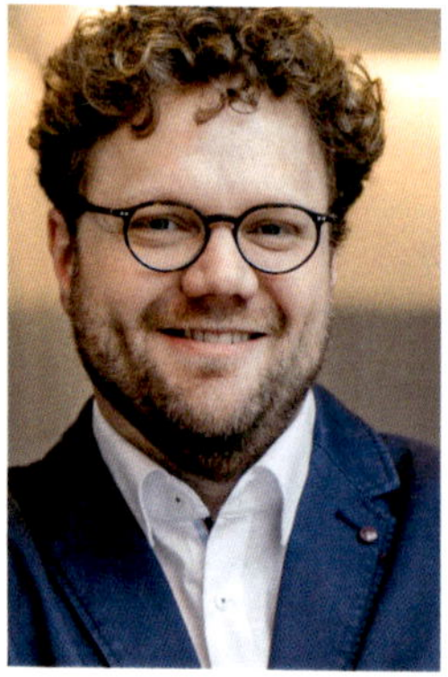

PD Dr. Markus Kösters
Diplom-Psychologe und wissenschaftlicher Mitarbeiter an der Klinik für Psychiatrie und Psychotherapie II der Universität Ulm

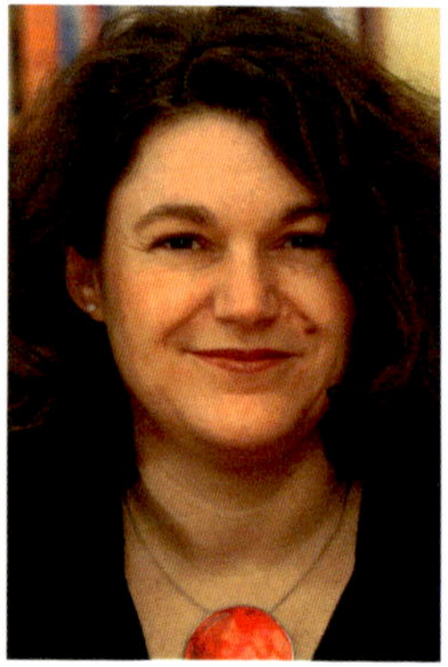

Prof. Dr. Steffi G. Riedel-Heller
MPH Direktorin des Institutes für Sozialmedizin, Arbeitsmedizin und Public Health (ISAP) der Medizinischen Fakultät der Universität Leipzig

Psychosoziale Therapien für eine verbesserte Partizipation am gesellschaftlichen Leben

Schulungsmaterial zur Informationsveranstaltung für Menschen mit (schweren) psychischen Erkrankungen

Psychiatrie Verlag

Psychosoziale Therapien für eine verbesserte Partizipation
am gesellschaftlichen Leben
Schulungsmaterial zur Informationsveranstaltung für Menschen
mit (schweren) psychischen Erkrankungen
Psychosoziale Arbeitshilfen 38

1. Auflage 2021
ISBN: 978-3-96605-123-1

Bibliografische Information der Deutschen Nationalbibliothek
Die Deutsche Nationalbibliothek verzeichnet diese Publikation
in der Deutschen Nationalbibliografie;
detaillierte bibliografische Daten sind im Internet über
http://dnb.d-db.de abrufbar.

Die Downloadmaterialien zu diesem Buch für Trainerinnen & Trainer finden Sie unter
https://psychiatrie-verlag.de/product/theraPart. Das Passwort lautet Leitlinie.

Die Downloadmaterialien zu diesem Buch für Patientinnen, Patienten & Angehörige finden Sie unter
https://psychiatrie-verlag.de/wp-content/uploads/2020/12/TheraPartdirekt_Angebote_VR.pdf.

Herausgeber: Universität Leipzig – Medizinische Fakultät,
Institut für Sozialmedizin, Arbeitsmedizin und Public Health (ISAP)
Redaktion: Uta Gühne | Janine Quittschalle | Markus Kösters I Steffi G. Riedel-Heller
Umschlagkonzeption: GRAFIKSCHMITZ, Köln
Umschlaglayout: Iga Bielejec, Nierstein
Typografiekonzeption und Satz: Iga Bielejec, Nierstein
Druck und Bindung: SDL Buchdruck, Berlin

Vorwort

2019 ist das erste Update der S3-Leitlinie »Psychosoziale Therapien bei schweren psychischen Erkrankungen« erschienen. In dieser Leitlinie, welche von 43 Fachgesellschaften und Vertretern von Patientinnen und Patienten sowie Angehörigen mitgetragen wird, ist die aktuelle wissenschaftliche Evidenz zur Wirksamkeit verschiedener psychosozialer Therapien gebündelt. Neben den Grundlagen psychosozialen Handelns, in denen Haltungen und Orientierungen, wie die von Recovery und Empowerment, beschrieben werden, fokussiert die Leitlinie Ansätze der Selbsthilfe (z. B. Selbstmanagement, Peer-Arbeit und mediengestützte Selbsthilfe) sowie System- und Einzelinterventionen. Unter Systeminterventionen werden in der Leitlinie Interventionen zusammengefasst, die in aller Regel von verschiedenen Akteurinnen und Akteuren gleichzeitig gesteuert und getragen werden und wichtige Lebensbereiche wie Wohnen und Arbeit betreffen. Einzelinterventionen können in den verschiedensten Versorgungszusammenhängen zum Tragen kommen und liegen in aller Regel in der Einzelverantwortung der jeweiligen Beteiligten (z. B. Ergotherapie, Künstlerische Therapien).

Die Neuauflage der Leitlinie wurde in weiten Teilen umfassend überarbeitet und durch neue Bereiche, wie die von Peer-Arbeit und gesundheitsfördernden Interventionen, erweitert. Insgesamt ist ein deutlicher Zuwachs an hochwertigen Studien im Bereich psychosozialer Therapien in den letzten Jahren zu verzeichnen, sodass sich die vorliegende Evidenz nahezu ausnahmslos aus Ergebnissen randomisierter kontrollierter Studien bzw. aus Übersichtsarbeiten und Metaanalysen randomisierter kontrollierter Studien generiert. Viele der Interventionen können deshalb mit der höchsten Empfehlungsstärke empfohlen werden.

Psychosoziale Therapien stellen neben den somatischen und psychotherapeutischen Ansätzen eine wichtige Säule in der Behandlung von Menschen mit schwerer psychischer Erkrankung dar. Der Fokus liegt hier nicht allein auf der Verbesserung der Symptomatik, sondern vielmehr auf einer Unterstützung der betroffenen Personen zu mehr Selbstbestimmung, Teilhabe am sozialen Leben und Lebensqualität. Mehr Selbstbestimmung und Teilhabe setzen das Wissen um mögliche Behandlungsansätze bei den betroffenen und angehörigen Personen voraus. Deshalb wird die Behandlungsleitlinie auch in ihrer aktualisierten Form von einer Patientenleitlinie begleitet. Eine Ultrakurzversion soll die Verbreitung der Inhalte der Leitlinie weiter erhöhen. Alle Materialien zur Leitlinie finden sich auf den Internetseiten der Deutschen Gesellschaft für Psychiatrie und Psychotherapie, Psychosomatik und Nervenheilkunde (DGPPN), als Herausgeber der Leitlinie sowie der Arbeitsgemeinschaft der Wissenschaftlichen Medizinischen Fachgesellschaften e. V. (AWMF, Registernummer 038 – 020).

Im Rahmen eines durch den Gemeinsamen Bundesausschuss geförderten Projekts (IMPPETUS: Implementierung der Patientenleitlinie Psychosoziale Therapien für Patienten mit schweren psychischen Erkrankungen, FKZ: 01VSF17017) wurde zudem ein multimodaler Ansatz entwickelt, mit dessen Hilfe von einer schweren psychischen Erkrankung betroffene Personen und Angehörige gezielt über die Inhalte der Patientenleitlinie informiert werden können. Umfassende Informationen und Erinnerungshilfen sollen die betroffenen Personen darin bestärken, relevante psychosoziale Therapien stärker nachzufragen, und sie in ihrer Entscheidungsfähigkeit und ihrem Empowerment stützen.

Mit Hilfe des multimodalen Ansatzes wird eine unterschiedlich starke Durchdringung der Thematik »Psychosoziale Therapien« angestrebt:

[1] INFO Leitlinie
[2] TheraPart direkt: Informationsveranstaltung für betroffene und angehörige Personen
[3] TheraPart: Online-Informationsplattform (www.thera-part.de)
[4] Patientenleitlinie online zugänglich über:
https://www.dgppn.de/leitlinien-publikationen/leitlinien.html

TheraPart sowie TheraPart direkt sind zwei Entwicklungen, die unmittelbar aus IMPPETUS hervorgegangen sind. TheraPart steht für »Psychosoziale Therapien für eine verbesserte Partizipation am gesellschaftlichen Leben«. Während TheraPart Informationen zu psychosozialen Therapien auf einer Internetplattform bereithält, wird mit Hilfe von TheraPart direkt ein persönlicher Austausch mit betroffenen und angehörigen Personen gesucht. Die Konzeptionalisierung und Durchführung der Informationsveranstaltung TheraPart direkt sind in diesem Manual beschrieben. Die Intervention richtet sich an Patientinnen und Patienten mit schweren psychischen Erkrankungen, die aufgrund des langen und chronischen Verlaufs mit wiederholten Rückfällen neben der ausgeprägten psychischen Symptomatik, dem persönlichen Leid und allen damit verbundenen Auswirkungen häufig ein Ausgeschlossensein aus dem gesellschaftlichen Leben erfahren. Die Vermittlung der Inhalte kann im Rahmen ambulanter und (teil-)stationärer Behandlung sowie in allen anderen Settings, in denen Beratung, Begleitung und Unterstützung der betroffenen und angehörigen Menschen stattfinden, erfolgen.

Wenngleich in Deutschland nur unzureichend Daten vorliegen, ist bekannt, dass sich die Gruppe schwer psychisch kranker Menschen in einem hohen Maße mit besonderen Risiken sozialer Exklusion in verschiedenen Bereichen wie Wohnen, Arbeit, soziale Netzwerke,

Freizeit etc. konfrontiert sieht. Die Versorgung durch psychosoziale Therapien sollte deshalb neben somatischer Therapie und Psychotherapie eine zentrale Rolle einnehmen.

Dieses Buch versteht sich als Handreichung für alle Handelnden, welche in ihrer täglichen Arbeit Menschen mit einer schweren psychischen Erkrankung und deren Angehörigen begegnen. Es soll eine Möglichkeit bieten, stärker auf die Chancen psychosozialer Therapien hinzuweisen. Die hierin beschriebene Informationsveranstaltung wurde in einem Gruppenformat getrennt für betroffene und angehörige Personen entwickelt, wobei die Patientenversion Übungsanteile inkludiert und zweiteilig aufgebaut ist. Für Angehörige ist eine einmalige Informationsveranstaltung vorgesehen. Die Formulierungen in diesem Handbuch können lediglich einer Orientierung dienen. Selbstverständlich sollen sich die Inhalte an den jeweiligen Erfordernissen der Situation, an den regionalen Besonderheiten und den Vorerfahrungen aller Beteiligten orientieren.

Leipzig, im September 2020

Uta Gühne, Janine Quittschalle, Markus Kösters und Steffi Riedel-Heller

Danksagung

TheraPart direkt ist im Rahmen der Studie »IMPPETUS – Implementierung der Patientenleitlinie Psychosoziale Therapien für Patienten mit schweren psychischen Erkrankungen« entstanden und wurde mit Mitteln des Innovationsausschusses beim Gemeinsamen Bundesausschuss (G-BA) gefördert (Förderkennzeichen: 01VSF17017).

Wir danken allen Mitarbeiterinnen und Mitarbeitern, die im Rahmen von IMPPETUS an der Umsetzung und endgültigen Ausformung von TheraPart direkt aktiv beteiligt waren. Der Dank geht an Tobias Michael Abele, Johanna Breilmann, Theodor Deggendorfer, Dagmar Gröber-Grätz, Alicia Holterman ten Hove, Paulo Kling Lourenço, Natalie Lamp, Juliane Lott, Katrin Mayer, Hans-Georg Meyering, Susanna Müller-Tischmacher, Ursula Nägele, Iris Schicker, Katja Schladitz, Mira Seitzer und Andrea Vagt.

Danken möchten wir auch allen Patientinnen und Patienten für ihre Teilnahme an TheraPart direkt und ihrem wertvollen Feedback zur Intervention.

Konzeptionelle Auslegung / Rahmenbedingungen

Allgemeine Beschreibungskategorien

Ziele der Schulung

Die Schulungsteilnehmenden kennen die Inhalte der Patientenleitlinie für psychosoziale Therapien bei schweren psychischen Störungen. Sie wissen um die Bedeutung psychosozialer Interventionen, deren Ziele und mögliche Zugangswege. Individuelle Bedarfe aus den verschiedenen Perspektiven können benannt und mögliche erste Schritte definiert werden.

Zielgruppe

Erwachsene Patientinnen und Patienten im Alter von 18 bis 65 Jahren, die an einer schweren psychischen Erkrankung leiden, und deren Angehörige. Definiert wird eine schwere psychische Erkrankung über das Vorliegen einer psychischen Erkrankung, einen Erkrankungsverlauf von mindestens 2 Jahren und erhebliche Beeinträchtigungen psychosozialer Funktionen, die nach Möglichkeit mit gültigen Skalen (z. B. GAF, HoNOS) quantifizierbar sind.

Gruppenform Möglichst geschlossen

Gruppengröße 3–10

Schulungseinheiten: Anzahl, Dauer, Frequenz

Patientinnen & Patienten: zwei Schulungsblöcke à 60 Minuten, wöchentlich
Angehörige: ein Schulungsblock à 75 Minuten

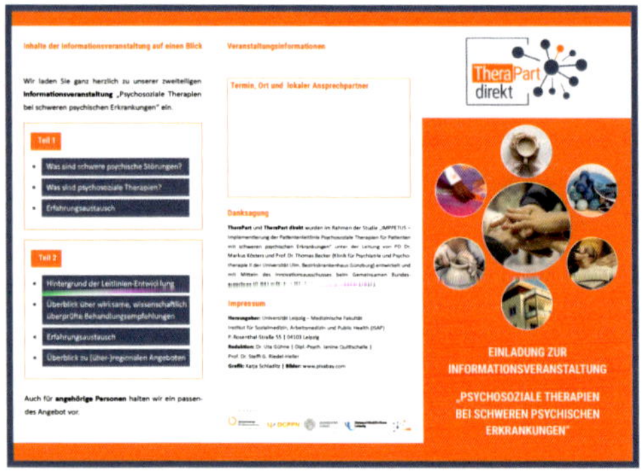
Inhalte der Informationsveranstaltung auf einen Blick
Wir laden Sie ganz herzlich zu unserer zweiteiligen Informationsveranstaltung „Psychosoziale Therapien bei schweren psychischen Erkrankungen" ein.
Teil 1
Was sind schwere psychische Störungen?
Was sind psychosoziale Therapien?
Erfahrungsaustausch
Teil 2
Hintergrund der Leitlinien-Entwicklung
Überblick über wirksame, wissenschaftlich überprüfte Behandlungsempfehlungen
Erfahrungsaustausch
Überblick zu (über-)regionalen Angeboten
Auch für angehörige Personen halten wir ein passendes Angebot vor.
Veranstaltungsinformationen
Termin, Ort und lokaler Ansprechpartner
Danksagung
Impressum
TheraPart direkt
EINLADUNG ZUR INFORMATIONSVERANSTALTUNG
„PSYCHOSOZIALE THERAPIEN BEI SCHWEREN PSYCHISCHEN ERKRANKUNGEN"

Trainerinnen & Trainer

Handelnde Personen verschiedener Professionen aus dem Versorgungsbereich (schwer) psychisch kranker Menschen (z. B. Ärzte, Ergotherapeutinnen, Peers, Psychologen, Sozialarbeiterinnen, Sozialpädagogen), welche sich nach Möglichkeit mit den Inhalten der Leitlinie Psychosoziale Therapien auseinandergesetzt haben.

Voraussetzung: Räume

Raum entsprechend der Zahl der Teilnehmenden, benötigte Ausstattung: Stühle (Stuhlkreis), 1 Tisch

Voraussetzung: Medien / Materialien

Internetfähiger Laptop / Beamer, Flipchart, Magnete, Textmarker (grün, gelb, rot), Kreppband, Post-it-Pfeile, Powerpoint-Präsentation, Fallgeschichte.

Die folgenden Printmaterialien finden sich im Downloadbereich auf der Webseite des Buches: https://psychiatrie-verlag.de/product/theraPart.
Das Passwort lautet: Leitlinie
Einladung zur Informationsveranstaltung,
Poster Fahrplan, Poster Systematik psychosozialer Interventionen,
INFO Leitlinie, * INFO TheraPart, * INFO (Über-)regionale Angebote,
Arbeitsblatt Ressourcen / Entwicklungsräume, Postkarten,
Foliensatz für Patientenveranstaltung, Foliensatz für Angehörigenveranstaltung.

* Diese INFO Materialien sind bei Bedarf gegen eine Schutzgebühr von 10 Euro unter info@psychiatrie-verlag.de zu bestellen.

Einbezug Angehöriger

Ergänzende Info-Abende für Angehörige

Anmerkung: Es gibt eine gesonderte Powerpoint-Präsentation für Angehörige. Die Inhalte der Veranstaltung ähneln sich in großen Teilen. Deshalb gelten die folgenden Beschreibungen für beide Zielgruppen. Die Inhalte, die sich unterscheiden und sich speziell an Betroffene oder Angehörige richten, sind im vorliegenden Handbuch gesondert gekennzeichnet:

Icons: Betroffene oder Angehörige,

dunkelorange Markierung Betroffene **oder** Angehörige,

hellorange Markierung Betroffene **und** Angehörige,

⚠ Ausdruck für Angehörigenschulung anpassen

Hinweis: Zu allen Schulungsinhalten finden sich ausführliche Informationen in der S3-Behandlungsleitlinie sowie der Patientenleitlinie »Psychosoziale Therapien bei schweren psychischen Erkrankungen« und auf der Online-Informationsplattform www.thera-part.de.

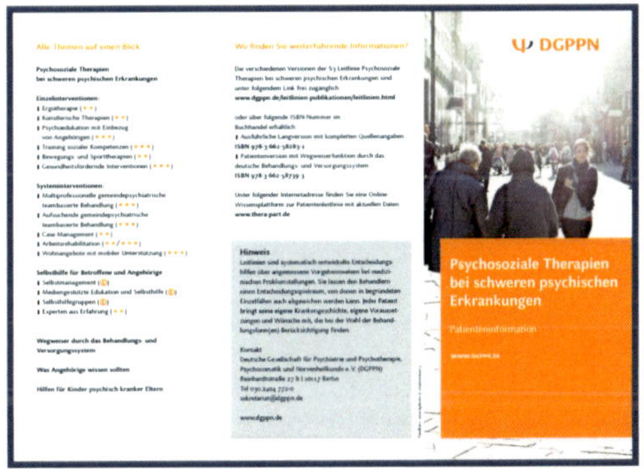

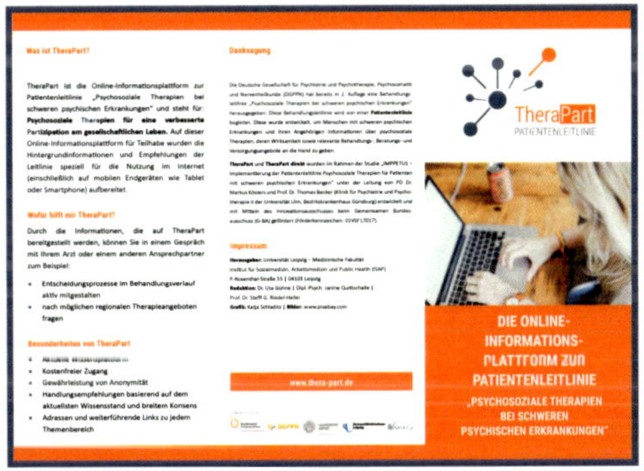

Schulungsübersicht für die Veranstaltung für Betroffene

Veranstaltungsteil I

Ablauf	Umfang	Thema	Inhalte	Hinweise
Begrüßung & Vorstellung	15 min	Begrüßung & Vorstellung	Vorstellungsrunde Ziel der Veranstaltung Fahrplan	Jeder TN schreibt Namen auf Kreppband Ausgabe INFO TheraPart und INFO Leitlinie Poster Fahrplan nutzen
Modul 1	15 min	Schwere psychische Erkrankungen & Krankheitskonzept	Definition SMI Vulnerabilitäts-Stress-Modell Fallbeispiel, das die krankheitsassoziierten Folgen verdeutlicht	Fallgeschichte oder Erfahrungen von Peer-Mitarbeitenden Filmbeitrag zur sozialen Inklusion
Modul 2	30 min	Psychosoziale Therapien	Säulenmodell Ziele psychosozialer Therapien Systematik psychosozialer Interventionen	Verdeutlichung am Poster Systematik psychosozialer Interventionen Abfrage der Erfahrungen der TN und Markierung am Poster
Abschluss	5 min	Abschluss	Ausblick auf Teil II	Verweis auf TheraPart

Anmerkungen **SMI:** Abkürzung für severe mental illness (schwere psychische Erkrankung), **TN:** Teilnehmerinnen & Teilnehmer

Veranstaltungsteil II

Ablauf	Umfang	Thema	Inhalte	Hinweise
Begrüßung	5 min	Begrüßung & Rückblick / Ausblick	Rückblick auf Teil I Ausblick auf Teil 2	Poster Systematik Poster Fahrplan
Modul 3	15 min	Leitlinie und Empfehlungsstärken	Definition Leitlinie Übersicht über Empfehlungsstärken	Poster Systematik psychosozialer Interventionen
Modul 4	30 min	Persönliche Ressourcen und Entwicklungsräume	Erarbeitung der eigenen Stärken und Entwicklungsräume in den verschiedenen Teilhabebereichen	Peer-Tutor stellt eigene Erfahrungen vor Alternativ: Nachnutzung der Fallgeschichte Arbeitsblatt: Stärken und Entwicklungsräume
Modul 5	10 min	(Über-)Regionale Verfügbarkeit	Überblick über regionale und überregionale psychosoziale Angebote	INFO (Über-)regionale Angebote Übungsaufgabe
Abschluss	10 min	Erste kleine Schritte	Festhalten der nächsten Schritte und Abschluss	Postkarten

Schulungsübersicht für die Veranstaltung für Angehörige

Ablauf	Umfang	Thema	Inhalte	Hinweise
Begrüßung & Vorstellung	5 min	Begrüßung & Vorstellung	Ziel der Veranstaltung Fahrplan	Ausgabe INFO TheraPart und INFO Leitlinie Poster Fahrplan nutzen
Modul 1	15 min	Schwere psychische Erkrankungen & Krankheitskonzept	Definition SMI Vulnerabilitäts-Stress-Modell Fallbeispiel, dass die krankheitsassoziierten Folgen verdeutlicht	Fallgeschichte oder Erfahrungen von Peer-Mitarbeitenden Filmbeitrag zur sozialen Inklusion
Modul 2	20 min	Psychosoziale Therapien	Säulenmodell Ziele psychosozialer Therapien Systematik psychosozialer Interventionen	Verdeutlichung am Poster Systematik psychosozialer Interventionen Abfrage der Erfahrungen der TN und Markierung am Poster (kurzfassen)
Modul 3	15 min	Leitlinie und Empfehlungsstärken	Definition Leitlinie Übersicht über Empfehlungsstärken	Poster Systematik psychosozialer Interventionen

Ablauf	Umfang	Thema	Inhalte	Hinweise
Modul 4	10 min	Interventionen für verschiedene Lebensbereiche	Fallbeispiel zur Verdeutlichung möglicher Interventionen	Peer-Tutor stellt eigenes Beispiel vor Alternativ: Fallgeschichte
Modul 5	5 min	Regionale Verfügbarkeit	Überblick über regionale und überregionale psychosoziale Angebote	INFO (Über-)regionale Angebote
Modul 6	10 min	Hinweise für Angehörige	Hinweise & Anlaufstellen benennen, Abschluss	Filmbeitrag Familiencoach

Anmerkungen **SMI:** Abkürzung für severe mental illness (schwere psychische Erkrankung), **TN:** TeilnehmerInnen & Teilnehmer

Legende verwendeter Symbole

Vortrag

Gruppengespräch

Erfahrungsbericht

Film

Einzel- und Gruppenarbeit

Tipp

Hintergrund

Ausschließlich für Patientenschulung relevant

Ausschließlich für Angehörigenschulung relevant

Ausdruck für Angehörigenschulung anpassen

Modulüberblick Begrüßung

Modulspezifische Beschreibungskategorien

Inhalte / Themen	Begrüßung und Vorstellung
Lernziele	Die Teilnehmenden kennen sich untereinander und kennen den Ablauf und das Ziel der Veranstaltung.
Dauer	15 Minuten
Methoden	Vortrag, Gruppengespräch (gemischte Sitzordnung)
Schulungsmaterial	Powerpoint-Präsentation, Flipchart, Kreppband für Namensschilder, INFO Leitlinie, INFO TheraPart, Poster Fahrplan.
Besonderheiten	Aktives Kennenlernen und Verweis auf beide Veranstaltungsteile mittels Fahrplan sind nur in der Veranstaltung für Betroffene geplant, nicht in der für Angehörige, da es sich hier um eine eintägige Schulung handelt.

Begrüßung und Vorstellungen: 15 min

Folien 1–2

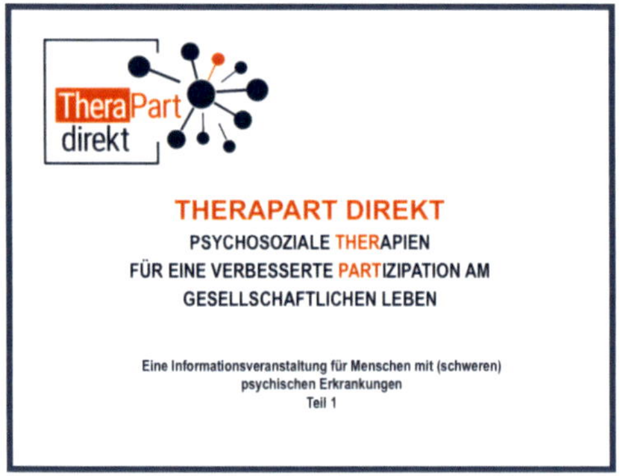

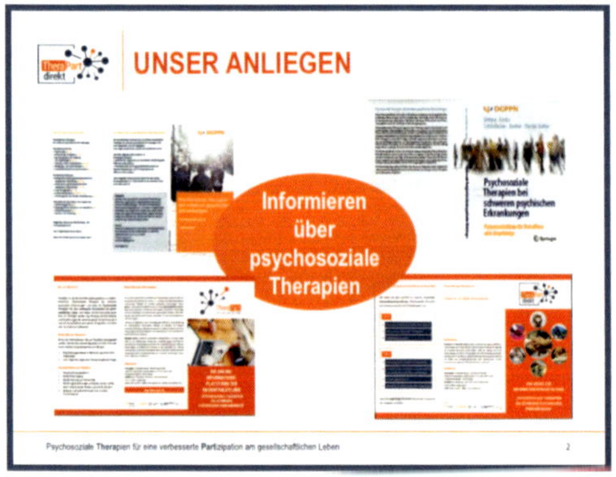

INFO TheraPart
INFO Leitlinie

Begrüßung

Ansprache bei Teilnahme durch Angehörige bitte entsprechend anpassen.

Begrüßung und Vorstellung der eigenen Person durch die Trainerinnen und Trainer.

»Unser Anliegen ist es, Sie über psychosoziale Therapien zu informieren. Uns stehen dafür verschiedene Möglichkeiten zur Verfügung:

1. Zunächst über unsere heutige Informationsveranstaltung, in der wir uns direkt mit Ihnen austauschen können.
2. Informationen über psychosoziale Therapien finden Sie auch über die Online-Informationsplattform zur Patientenleitlinie www.thera-part.de. Auf dieser Plattform sind die Inhalte der Patientenleitlinie übersichtlich und für Sie jederzeit zugänglich aufbereitet. Thera-Part ist sowohl am Computer als auch an mobilen Endegeräten, wie einem Smartphone, nutzbar (INFO TheraPart).
3. Über diese Ultrakurzversion finden Sie zusammengefasst auf zwei Seiten einen Überblick zu den Empfehlungen der Leitlinie (INFO Leitlinie).
4. Wer sich gerne noch tiefer einlesen möchte, kann dies über die Patientenleitlinie erreichen. Eine kostenlose Downloadfunktion findet sich z.B. auf der Seite der DGPPN (https://www.dgppn.de/leitlinien-publikationen/leitlinien.html).

Wir möchten Sie in dieser Veranstaltung nicht nur über psychosoziale Therapien informieren, sondern Sie darüber hinaus bei der Suche nach geeigneten Behandlungen unterstützen. Jede Patientin / jeder Patient benötigt zu unterschiedlichen Zeiten unterschiedliche Therapien, die sich an den persönlichen Situationen, Erfahrungen und Wünschen orientieren.«

Während der Vorstellung können die Infos zu TheraPart und zur Leitlinie an die Teilnehmenden verteilt werden.

FÜR BETROFFENE

Kennenlernen, Aktivierung

»Bevor wir inhaltlich einsteigen, wäre es schön, wenn Sie nicht nur mich / uns kennen, sondern auch Ihre Nachbarin bzw. Ihren Nachbarn und alle anderen Personen hier im Raum. Auch wir würden uns sehr freuen, Sie ein klein wenig kennenzulernen. Dafür möchte ich Sie zu einer kleinen Vorstellungsrunde einladen. Bitte stellen Sie sich doch dazu anhand folgender Fragen kurz vor (Vorschläge):

- Wie heißen Sie?
- Wo kommen Sie her?
- Evtl. Frage nach stationärem Aufenthalt (welche Station, wie viele Tage bereits stationär, Aufnahmegrund)

Kreppband, Textmarker

- Evtl. Was erwarten Sie von dieser Veranstaltung?

Zudem habe ich hier Kreppband und einen Textmarker und möchte Sie bitten, Ihren Namen auf das Kreppband zu schreiben. Dies erleichtert uns das gegenseitige Ansprechen.«

Die Trainerin / der Trainer schreibt den Namen auf ein Stück Kreppband und reicht dann das Kreppband sowie den Textmarker an die TN, z.B. rechts von sich, weiter. Wenn möglich Beginn der Vorstellungsrunde mit der anderen Seite (z.B. links).

Die Erfahrungen haben gezeigt, dass es hilfreich sein kann, die Fragen zu Beginn zu visualisieren (z.B. Flipchart).

Vorstellung Ablauf

»Was erwartet uns in der nächsten gemeinsamen Zeit? Der Veranstaltungsfahrplan wird uns durch die zweiteilige Veranstaltung begleiten. Wir befinden uns hier in **Teil 1** und hatten bereits Gelegenheit, uns einander vorzustellen. Heute wollen wir uns im Modul 1 damit beschäftigen, was mit der Bezeichnung schwere psychische Erkrankungen gemeint ist und welche Folgen damit verbunden sein können. Wir werden uns dazu beispielhaft eine Fallgeschichte anhören (Alternativ: Frau / Herr XXX wird uns dazu von sich berichten). In Modul 2 gebe ich /

geben wir Ihnen einen Überblick über die verschiedenen psychosozialen Therapien. Gemeinsam wollen wir uns in diesem Zusammenhang anschauen, welche Erfahrungen es Ihrerseits mit psychosozialen Therapien gibt.
In der nächsten Woche wird es dann **Teil 2** der Veranstaltung geben. In diesem Teil möchte ich/möchten wir Ihnen einen kleinen Einblick in die Leitlinie und die Empfehlungen geben. Vor allem soll es aber um Sie gehen. Gemeinsam wollen wir schauen, in welchen Bereichen Sie möglicherweise Unterstützung benötigen, welche Unterstützung das sein könnte und wo Sie diese finden können.«

Die Trainerin / der Trainer zeigt auf dem Poster Fahrplan am Flipchart, wo der aktuelle Stand ist, z. B. Kenntlichmachen durch Magnete / Post-it -Pfeile.

Poster Fahrplan

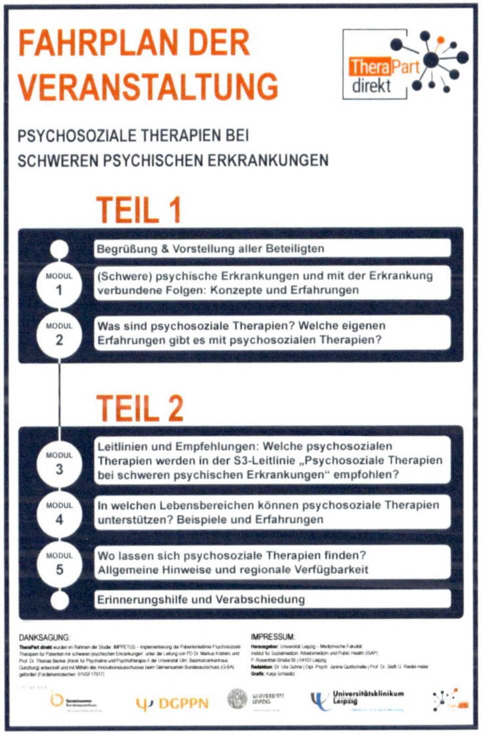

Modulüberblick Modul 1

Modulspezifische Beschreibungskategorien

Inhalte / Themen	Definition schwerer psychischer Erkrankungen und deren Folgen: Konzepte und Erfahrungen
Lernziele	Die Teilnehmenden wissen, wie sich schwere psychische Erkrankungen definieren lassen und welche krankheitsassoziierten Folgen in verschiedenen psychosozialen Bereichen damit verknüpft sein können. Sie sind sensibilisiert für den Begriff sozialer Inklusion und erfahren einen ersten Ausblick auf die Möglichkeiten psychosozialer Therapien.
Dauer	15 Minuten
Methoden	Vortrag
Schulungsmaterial	Powerpoint-Präsentation, Fallvignette, Kurzfilm Inklusion
Besonderheiten	Evtl. Erfahrungsberichte durch Peer-Mitarbeitende

Modul 1 – (schwere) psychische Erkrankungen und mit der Erkrankung verbundene Folgen: Konzepte und Erfahrungen: 15 min

Definition schwere psychische Erkrankung

»Bevor wir zu den eigentlichen Therapien kommen, wollen wir auf die Bezeichnung schwere psychische Erkrankungen eingehen. Wie kommen die Autoren der Leitlinie darauf, von schweren psychischen Erkrankungen zu sprechen? Der Begriff kommt aus der internationalen Literatur, dort heißt es »severe mentall illness«, und ist in einem historischen Zusammenhang zu sehen. Vor der Psychiatriereform, die in vielen Ländern zeitgleich stattgefunden hat – das ist mittlerweile mehr als 40 Jahre her –, lebten schwer und chronisch psychisch kranke Menschen fernab der Gemeinden in sogenannten Langzeiteinrichtungen. Ein Großteil der Betroffenen lebte dort über viele Jahre. Die Behandlungsmöglichkeiten waren sehr eingeschränkt. Im Fokus der Reformen standen damals eben diese Menschen. Ziel war eine bessere Behandlung in der Gemeinde.

Erreichen psychische Erkrankungen (z. B. Depressionen, Schizophrenien, bipolare Störungen oder schwere Persönlichkeitsstörungen) eine gewisse Schwere, die sich auch in Beeinträchtigungen in psychosozialen Bereichen zeigt (z. B. Arbeit, Wohnen, soziale Beziehungen) sowie in einer

Folien 3–4

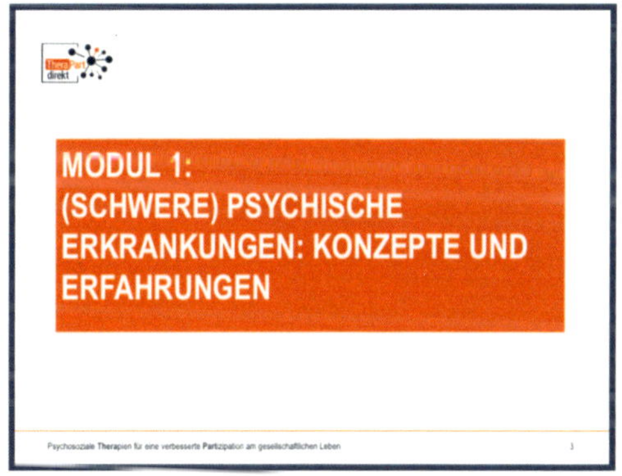

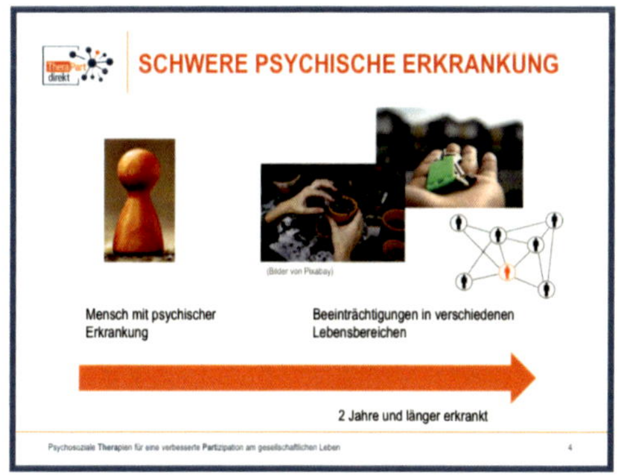

Folie 5

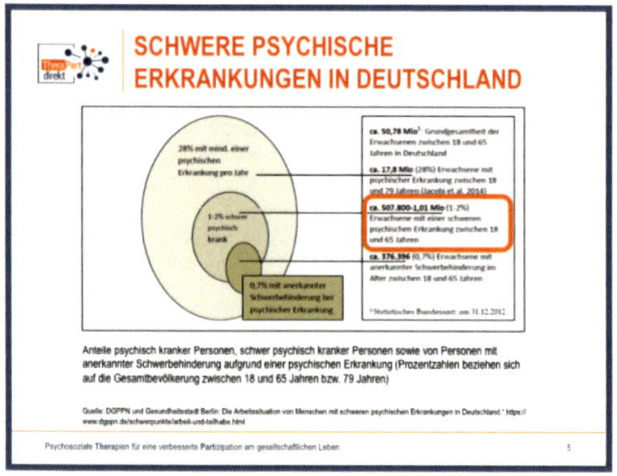
SCHWERE PSYCHISCHE ERKRANKUNGEN IN DEUTSCHLAND
28% mit mind. einer psychischen Erkrankung pro Jahr
1-2% schwer psychisch krank
0,7% mit anerkannter Schwerbehinderung bei psychischer Erkrankung
ca. 50,78 Mio[1] Grundgesamtheit der Erwachsenen zwischen 18 und 65 Jahren in Deutschland
ca. 17,8 Mio (28%) Erwachsene mit psychischer Erkrankung zwischen 18 und 79 Jahren (Jacobi et al. 2014)
ca. 507.800-1,01 Mio (1-2%) Erwachsene mit einer schweren psychischen Erkrankung zwischen 18 und 65 Jahren
ca. 376.396 (0,7%) Erwachsene mit anerkannter Schwerbehinderung im Alter zwischen 18 und 65 Jahren
[1] Statistisches Bundesamt: am 31.12.2012
Anteile psychisch kranker Personen, schwer psychisch kranker Personen sowie von Personen mit anerkannter Schwerbehinderung aufgrund einer psychischen Erkrankung (Prozentzahlen beziehen sich auf die Gesamtbevölkerung zwischen 18 und 65 Jahren bzw. 79 Jahren)
Quelle: DGPPN und Gesundheitsstadt Berlin: Die Arbeitssituation von Menschen mit schweren psychischen Erkrankungen in Deutschland." https://www.dgppn.de/schwerpunkte/arbeit-und-teilhabe.html
Psychosoziale Therapien für eine verbesserte Partizipation am gesellschaftlichen Leben
5

Behandlungsdauer von über 2 Jahren, dann kann man (im Sinne dieser Leitlinie) von einer schweren psychischen Erkrankung sprechen. D.h. es fällt den Betroffenen z.B. schwer, einer kontinuierlichen Beschäftigung oder Arbeitstätigkeit nachzugehen, oder es kommt zu einem Rückzug aus dem Freundeskreis.

Aktuellen Schätzungen zufolge sind derzeit ca. 1–2 % (1 bis 2 pro 100) der Menschen in Deutschland von einer schweren psychischen Erkrankung betroffen. Sie sehen hier, dass dies lediglich ein kleiner Teil der erwachsenen Menschen mit einer psychischen Erkrankung ist. Insgesamt wird davon ausgegangen, dass in Deutschland ca. 28 % der erwachsenen Menschen, also weniger als ein Drittel, an einer psychischen Erkrankung leidet – bezogen auf einen Beobachtungszeitraum von einem Jahr. Letztlich entscheidet das persönliche Leid und die individuellen Erfahrungen darüber, wann jemand schwer krank ist. Es soll den Betroffenen damit kein noch größerer »Stempel« aufgedrückt werden, aber für die Planung von Gesundheitsleistungen, für die Bereitstellung von unterschiedlichen Gesundheitsdiensten sind konzeptionelle Überlegungen und Angaben zur Anzahl der Betroffenen erforderlich.«

Entstehung psychischer Erkrankungen

»Es soll heute weniger darum gehen, wie psychische Erkrankungen entstehen, sondern vielmehr um mögliche Folgen. Zur Entstehung gibt es eine Reihe von Modellen. Gemeinsam ist diesen, dass man zunächst davon ausgeht, dass viele verschiedene Faktoren daran beteiligt sind, dass eine psychische Erkrankung entsteht. Dies wird an diesem Modell zur Entstehung psychischer Erkrankungen deutlich.

Damit eine Erkrankung entsteht, benötigt es in aller Regel einen oder mehrere Auslöser, sogenannte **Stressereignisse**, z.B. können dies kritische Lebensereignisse sein (z.B. Trennungen). Allerdings können Menschen unterschiedlich mit Stress umgehen. So gibt es Menschen, die besser mit Stress umgehen können, sich nicht so schnell aus der Bahn werfen lassen, und es gibt Menschen, die anfälliger für Stress sind und schneller in Krisen geraten. Bei diesen Menschen ist das Risiko größer, an einer psychischen Störung zu erkranken.

Als **Metapher** wird oft ein **Fass** verwendet. An diesem Fass lässt sich verdeutlichen, wie viel Stress darin aufgefangen werden kann. Das Fass lässt sich mit all den kleinen und großen Stressoren im Leben eines Menschen füllen. Dabei ist der Boden des Fasses bei jedem Menschen unterschiedlich hoch, da jeder Mensch unterschiedlich belastbar ist. Umso höher der Boden, umso weniger Fassungsvermögen und Stressresistenz. Damit füllt sich das Fass schneller und läuft auch eher über.

Folie 6

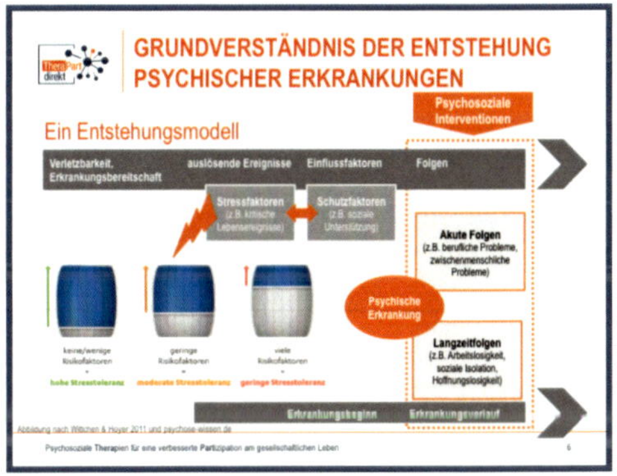

Hiermit ist eine hohe Gefährdung für psychische Krankheiten verbunden.

Viele verschiedene Faktoren beeinflussen das Fassungsvermögen des Fasses. Solche Faktoren können bereits in der Person (z.B. genetische Faktoren) oder in der Umwelt liegen. Zu den Faktoren der Umwelt gehören z.B. Bildung, kulturelle Prägungen oder das soziale Netzwerk. Aber auch hier gibt es verschiedene Faktoren, die modulierend eingreifen können. Hat jemand z.B. ein gut funktionierendes soziales Netzwerk und jemanden, bei dem er Zuspruch und Hilfe finden kann, kann das vor dem Ausbruch schützen.

Je nachdem wie hilfreich oder weniger hilfreich diese Faktoren ausgeprägt sind, kommt es zur Entstehung und Aufrechterhaltung der psychischen Störung mit möglichen **kurz- und langfristigen Folgen**. Eine kurzfristige Folge wäre z.B. eine Arbeitsunfähigkeit für 2 Monate. Nach Genesung nimmt die Person die Tätigkeit wieder auf. Eine Langzeitfolge wäre eine lang andauernde Arbeitslosigkeit oder eine vorzeitige Berentung, weil die betroffene Person den Anforderungen der Arbeit nicht mehr gerecht wird. An dieser Stelle setzen psychosoziale Interventionen an.«

Falls die Teilnehmenden zu unruhig werden, gerne Ausführungen knapper gestalten bzw. Teilnehmende einbeziehen durch Fragen, z.B. »Welche Folgen kennen Sie? Worauf hat sich Ihre Erkrankung ausgewirkt?«

Fallbeispiel

»Wie können nun mögliche Folgen, aber auch mögliche Handlungsansätze aussehen? Dies möchte ich Ihnen gerne an einem Beispiel veranschaulichen.«

Flipchart
Folien 7–8

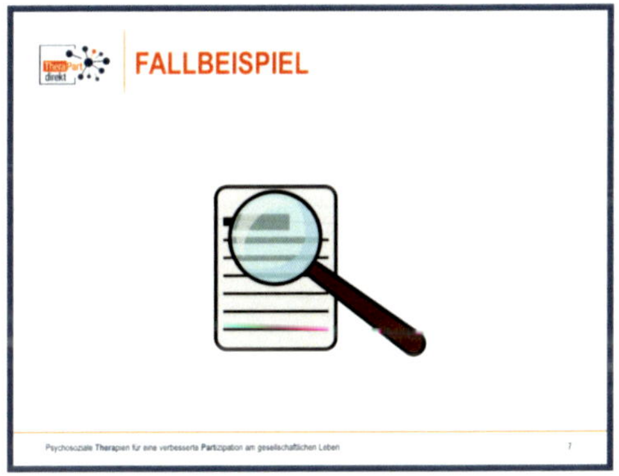

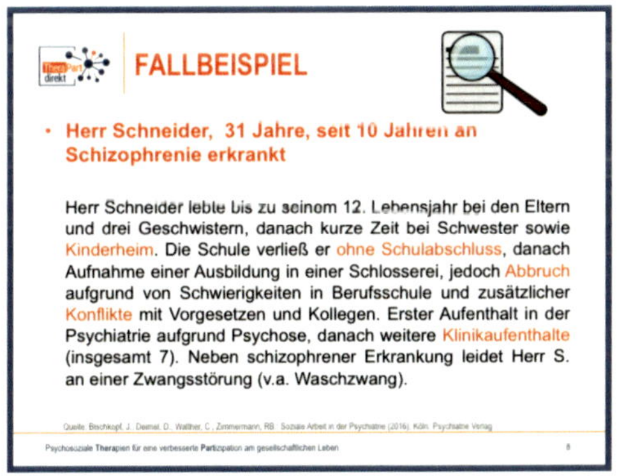

Variante 1: *Die / der Peer-Mitarbeitende berichtet über eigene Erkrankungsgeschichte (Dauer, Auslöseereignisse etc.) und beschreibt die Folgen in einzelnen Teilsystemen (z.B. Behandlung, Bildung, Arbeit, Wohnen, Familie etc.). Auch Darstellung der (psychosozialen) Ansätze, die geholfen haben. Der Trainer / die Trainerin notiert gleichzeitig stichpunktmäßig die Auswirkungen / psychosozialen Handlungsmöglichkeiten in den Teilsystemen auf dem Flipchart.*

Alternativ Variante 2: *Die Trainerin / der Trainer liest die Fallgeschichte vor; während die TN diese auf der Folie mitverfolgen können. Anschließend Zeigen der Folie 9 und Einordnung der Folgen in die Teilsysteme sowie kurzer Verweis auf die (psychosozialen) Handlungsmöglichkeiten.*

Bei Variante 2 kann eine Überleitung vollzogen werden, indem man darauf verweist, dass eine Person mit so einer »Geschichte« in der Gruppe richtig aufgehoben wäre.

Hier kann gerne ein Erfahrungsaustausch angeregt werden.

Folie 9

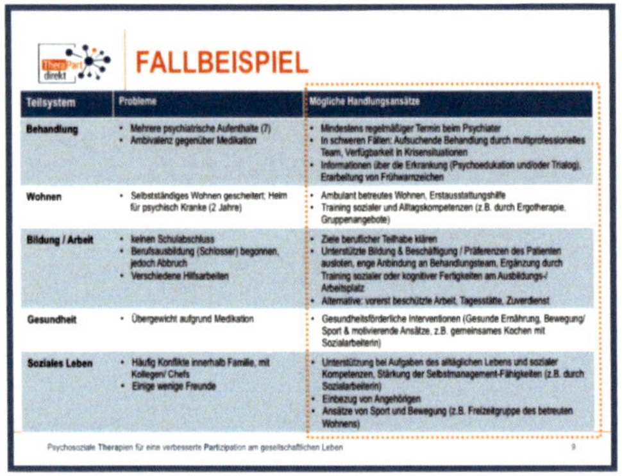

FALLBEISPIEL

Teilsystem	Probleme	Mögliche Handlungsansätze
Behandlung	• Mehrere psychiatrische Aufenthalte (7) • Ambivalenz gegenüber Medikation	• Mindestens regelmäßiger Termin beim Psychiater • In schweren Fällen: Aufsuchende Behandlung durch multiprofessionelles Team, Verfügbarkeit in Krisensituationen • Informationen über die Erkrankung (Psychoedukation und/oder Trialog), Erarbeitung von Frühwarnzeichen
Wohnen	• Selbstständiges Wohnen gescheitert; Heim für psychisch Kranke (2 Jahre)	• Ambulant betreutes Wohnen, Erstausstattungshilfe • Training sozialer und Alltagskompetenzen (z.B. durch Ergotherapie, Gruppenangebote)
Bildung / Arbeit	• keinen Schulabschluss • Berufsausbildung (Schlosser) begonnen, jedoch Abbruch • Verschiedene Hilfsarbeiten	• Ziele beruflicher Teilhabe klären • Unterstützte Bildung & Beschäftigung / Präferenzen des Patienten ausloten, enge Anbindung an Behandlungsteam, Ergänzung durch Training sozialer oder kognitiver Fertigkeiten am Ausbildungs-/Arbeitsplatz • Alternative: vorerst beschützte Arbeit, Tagesstätte, Zuverdienst
Gesundheit	• Übergewicht aufgrund Medikation	• Gesundheitsförderliche Interventionen (Gesunde Ernährung, Bewegung/Sport & motivierende Ansätze, z.B. gemeinsames Kochen mit Sozialarbeiterin)
Soziales Leben	• Häufig Konflikte innerhalb Familie, mit Kollegen/ Chefs • Einige wenige Freunde	• Unterstützung bei Aufgaben des alltäglichen Lebens und sozialer Kompetenzen, Stärkung der Selbstmanagement-Fähigkeiten (z.B. durch Sozialarbeiterin) • Einbezug von Angehörigen • Ansätze von Sport und Bewegung (z.B. Freizeitgruppe des betreuten Wohnens)

Psychosoziale Therapien für eine verbesserte Partizipation am gesellschaftlichen Leben 9

Folie 10

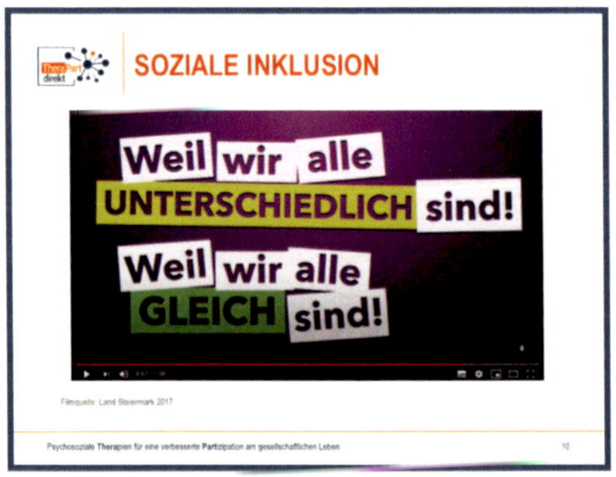

Adresse: https://www.youtube.com/watch?v=qSeBn1GMnAE

Inklusion

»An dieser Stelle möchten wir gerne einen Begriff einführen, weil der sehr wichtig ist, wenn es um die mit einer psychischen Erkrankung verbundenen Folgen geht. Der Begriff hat dabei weniger mit der psychischen Erkrankung zu tun, sondern vielmehr mit den Folgen, die dazu führen können, dass Menschen aus Teilbereichen des Lebens (wie zum Beispiel dem Arbeitsmarkt, dem Wohnungsmarkt oder familiären Einbindungen) ausgeschlossen werden. Es geht um den Begriff der ›Inklusion‹. Gehört haben Sie sicher alle schon davon. Lassen Sie uns doch zunächst einen Film dazu anschauen.«

Film

»Jeder Mensch, ob nun mit psychischer Erkrankung oder vor anderen Herausforderungen stehend, hat ein Recht auf Inklusion, auf Eingebundensein in die Gesellschaft. Vor dem Recht sind alle Menschen gleich und sollten damit vergleichbare Chancen und auch die Wahl haben, dort zu leben, zu lernen oder beschäftigt zu sein, wo alle anderen Menschen das auch tun, also einer ›normalen‹ Arbeit nachgehen oder in einer ›normalen‹ Wohnung leben. In der Realität ist das aber nicht immer so. Ruth Fricke vom Vorstand des Bundesverbandes Psychiatrie Erfahrener e.V. formulierte das so: ›Die volle und wirksame Teilhabe von Menschen mit psychischer Erkrankung ist noch nicht erreicht. Die Betroffenen haben nach wie vor ein hohes Risiko, ihre sozialen Bezüge und ihren Arbeitsplatz zu verlieren und zu verarmen.‹ (Evtl. hier noch einmal Bezug zum Fallbeispiel herstellen und resümieren, dass das eben kein Ausnahmefallbeispiel ist.)

Folie 11

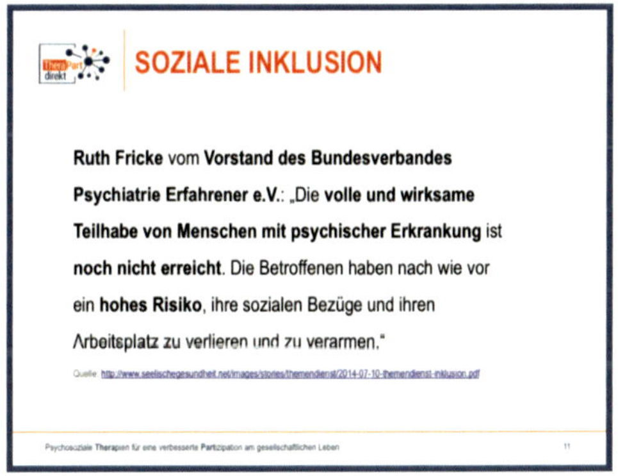

Es wird noch sehr viel Veränderung erfordern, um die soziale Teilhabe für Menschen mit psychischen Erkrankungen weiter zu verbessern. Die Veränderungen betreffen alle Ebenen unserer Gesellschaft. Aber wenn wir auf die Ebene der Behandlung und Versorgung schauen, dann können wir sagen, es gibt Therapien, es gibt Ansätze, mit denen sich die Möglichkeiten sozialer Teilhabe für psychisch kranke Menschen verbessern lassen. Und wenn wir von diesen Therapien sprechen, dann sprechen wir von psychosozialen Therapien.«

Umgang mit möglicher Frustration unter den Teilnehmenden

(bei Erleben, dass Wunsch und Wirklichkeit auseinanderklaffen können, oder bei Erleben von Benachteiligung):

- *»Wandel beginnt im Kopf und setzt sich in den Füßen fort.« (Ulrich Wiegand-Laster) → Sprechen über Inklusion ermöglicht auch Handeln*
- *Es gibt viele Initiativen, die sind vielleicht nicht immer gleich sichtbar. Eine Initiative ist die Aufklärung über Behandlungsmöglichkeiten und eine Stärkung des Wissens.*
- *Benachteiligung psychisch kranker Menschen wird tatsächlich an verschiedenen Stellen auch im Kontext von Behandlung und Rehabilitation sichtbar. Auch hier helfen Informationen über Behandlungs- und Rehabilitationsmöglichkeiten, die durch betroffene und auch angehörige Personen aktiv nachgefragt werden können.*
- *Überleitung zum nächsten Thema finden.*

Modulüberblick Modul 2

Modulspezifische Beschreibungskategorien

Inhalte / Themen	Psychosoziale Therapien: Ziele und Systematik
Lernziele	Die Teilnehmenden wissen, was psychosoziale Therapien sind und worauf sie abzielen. Sie kennen die Systematik und Interventionen in den einzelnen Bereichen.
Dauer	30 Minuten
Methoden	Vortrag, Erfahrungsaustausch
Schulungsmaterial	Powerpoint-Präsentation, Poster Systematik psychosozialer Interventionen, Magnete
Besonderheiten	Für die Betroffenen endet der erste Veranstaltungsteil nach Modul 2. Nicht so für die Angehörigen.

Modul 2 – Was sind psychosoziale Therapien: 30 min

Definition psychosoziale Therapien

Folien 12–13

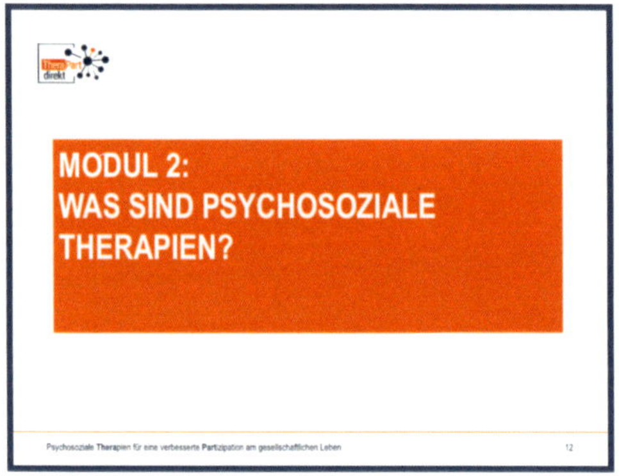

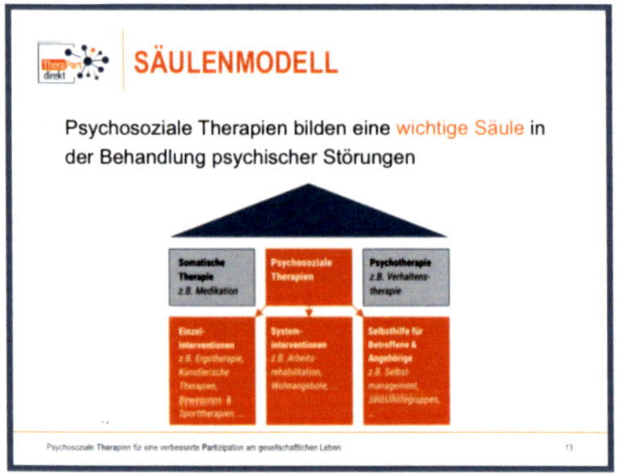

»Was sind psychosoziale Therapien? In der Behandlung von psychischen Störungen gibt es neben den körperlichen oder biologischen Therapien (z.B. Medikamente) und Psychotherapie, die psychosozialen Therapien. Sie können sich das ungefähr wie tragende Säulen in einem Haus vorstellen, daher dieses Säulenmodell zur Veranschaulichung.«

Unterschiede erläutern.

Ziele

»Dabei zielen psychosoziale Therapien aber weniger auf eine Symptomverbesserung ab, sondern es steht eine verbesserte Teilhabe am gesellschaftlichen Leben (Inklusionsgedanken aus Modul 1 aufgreifen) und die Erhaltung eines Höchstmaßes an Eigenständigkeit im Vordergrund. Es geht darum, dass sich Betroffene in ihrem Leben und ihrer Umwelt wieder eigenständiger, sicherer und zielgerichteter bewegen können und dadurch zu mehr Lebensqualität gelangen.«

Folie 14

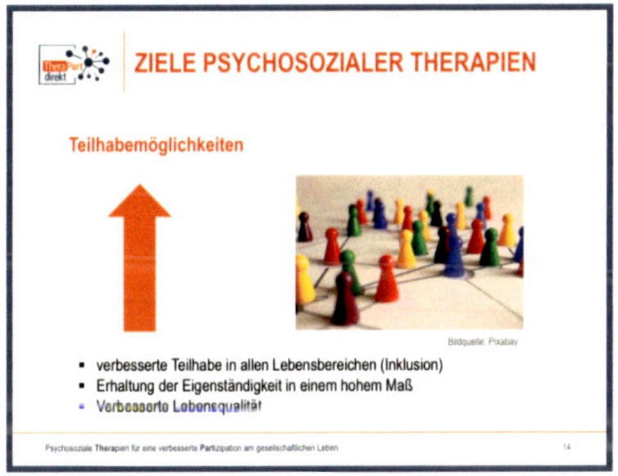
ZIELE PSYCHOSOZIALER THERAPIEN
Teilhabemöglichkeiten
Bildquelle: Pixabay
verbesserte Teilhabe in allen Lebensbereichen (Inklusion)
Erhaltung der Eigenständigkeit in einem hohem Maß
Verbesserte Lebensqualität
Psychosoziale Therapien für eine verbesserte Partizipation am gesellschaftlichen Leben
14

Matrix sozialer Inklusion

»Diese Folie (15) zeigt uns wichtige Teilsysteme sozialer Teilhabe auf.« (Bitte benennen.) »Diese sehen Sie hier nicht in aller Vollständigkeit. Zur Umsetzung sozialer Teilhabe in diesen verschiedenen Bereichen spielen verschiedene Aspekte eine Rolle. Schauen wir uns das Teilsystem ›Gesundheit‹ an (Folie 16). Um (Folie 17) Gesundheitsleistungen (z. B. Ergotherapie) in Anspruch nehmen zu können, muss es einen Ergotherapeuten in meiner Nähe geben (objektive Zugangsmöglichkeit) und ich muss davon wissen (subjektive Zugangsmöglichkeit). Es kommt nun darauf an, ob ich es schaffe, einen Termin in dieser Praxis

Folie 15

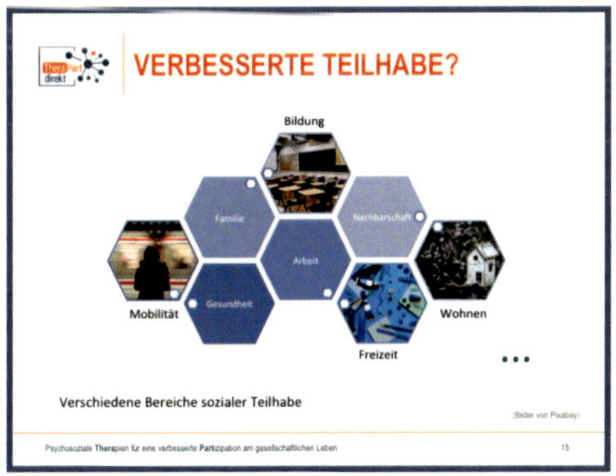
VERBESSERTE TEILHABE?
Bildung
Familie
Nachbarschaft
Arbeit
Mobilität
Gesundheit
Wohnen
Freizeit
...
Verschiedene Bereiche sozialer Teilhabe
Psychosoziale Therapien für eine verbesserte Partizipation am gesellschaftlichen Leben
15

Folien 16–17

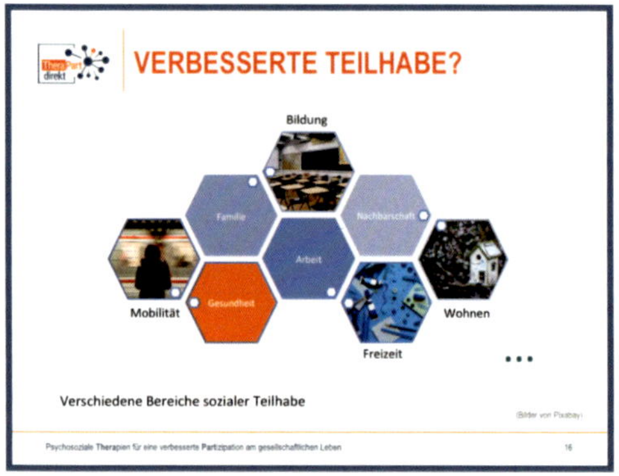

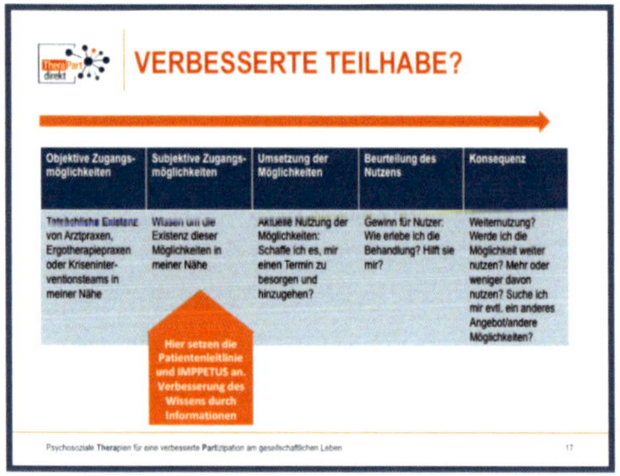

zu vereinbaren, und ich muss auch zur rechten Zeit vor Ort erscheinen, möglicherweise kommt er auch zu mir nach Hause, dann muss ich da sein (Motivation, Handlungsplanung). Die erfolgte Behandlung ordne ich hinsichtlich des Nutzens für mich ein. Hat mir diese Behandlung geholfen (positive / negative Bewertung)? Daraus ergibt sich schließlich die Konsequenz einer Weiternutzung oder auch nicht.

Ein Aspekt, der bei der Umsetzung von Teilhabemöglichkeiten eine Rolle spielt, ist also die Informiertheit der Person. Sie sehen an dieser Auflistung, dass noch andere Aspekte entscheidend sind. Ziel dieser Veranstaltung und der zugehörigen Materialien und auch von TheraPart ist, Informationen über die Möglichkeiten psychosozialer Therapien zusammenzufassen und weiterzugeben. Die Idee dabei ist, dass eine bessere Informiertheit auch den Zugang und die Nutzung entsprechender Therapien unterstützt.«

Systematik

Die Erklärung der einzelnen Therapien soll – nach einer Einführung und einem Überblick – in diesem Modul in einer interaktiven Form geschehen (zur Vertiefung im Vorfeld bitte Patientenleitlinie bzw. Behandlungsleitlinie nutzen).

Flipchart

Poster Systematik

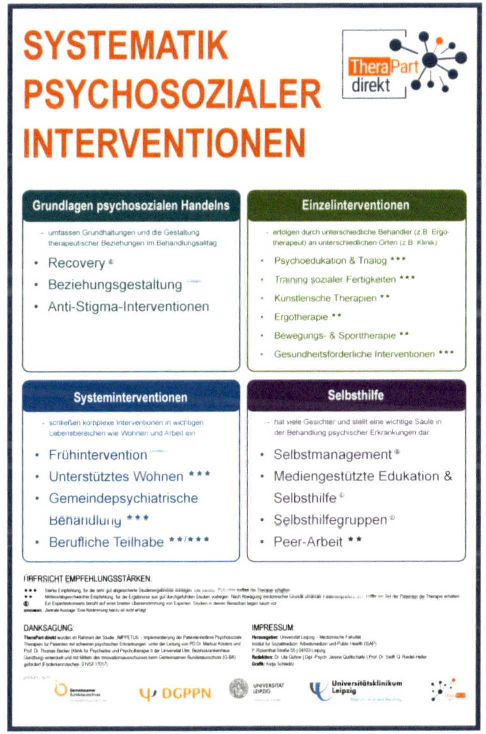

»Es gibt sehr viele verschiedene psychosoziale Interventionen oder Therapien. Um einen besseren Überblick zu erlangen, hat man versucht, diese in 4 Bereiche einzuteilen und Oberbegriffe dafür zu finden.«

Verweis auf Poster

»Der erste Bereich umfasst die **Grundlagen psychosozialen Handelns** und beinhaltet die Grundhaltungen und die Gestaltung therapeutischer Beziehungen aller an der Behandlung beteiligten Personen. Hierunter fallen:

- Recovery
- Beziehungsgestaltung und
- Anti-Stigma-Intervention

Recovery ist Englisch und heißt so viel wie Gesundung. Gemeint ist hiermit der Weg, den Betroffene zurücklegen zu einem erfüllten, hoffnungsvollen Leben auch mit der Erkrankung oder trotz der Erkrankung. Der Weg ist sehr individuell, also bei jedem Menschen anders.

Folie 18

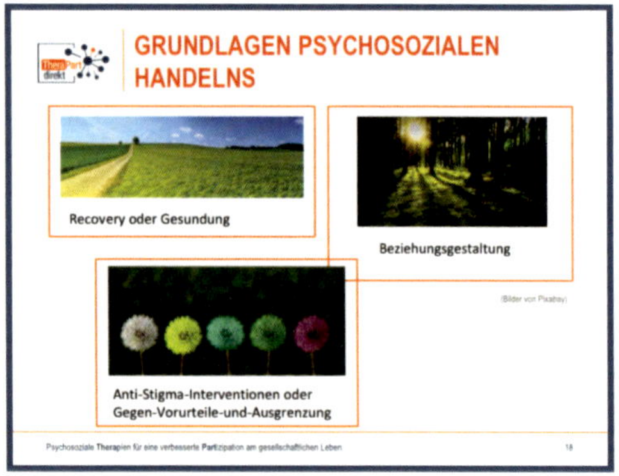

Recovery umfasst auch die Selbstbefähigung und Eigeninitiative (sog. Empowerment). In der Behandlung sollten Empowerment und Recovery unterstützt werden. Dies setzt aus Behandlerperspektive voraus, dass die Sicht der Betroffenen respektiert wird und tragfähige, wertschätzende Beziehungen bestehen, die Mut machen und Hoffnung und Selbstvertrauen aufbauen.

Damit ist auch ein wesentlicher weiterer Punkt angesprochen: Zur **Beziehungsgestaltung** gehört, dass die Rechte der Betroffenen auf Autonomie und Selbstbestimmung respektiert und eine aktive Beteiligung an der Behandlungsgestaltung unterstützt wird. Als **Anti-Stigma-Interventionen** sind beispielsweise bevölkerungsweite Aufklärungskampagnen zu nennen, die besser über psychische Erkrankungen aufklären und damit Vorurteile abbauen sollen.«

Es soll in der Informationsveranstaltung auf die Grundlagen verwiesen werden. Grundhaltungen und Beziehungsgestaltung sowie wirksame Maßnahmen gegen Vorurteile und Ausgrenzung sind im (Behandlungs-) Alltag wichtig und werden in der Leitlinie deshalb behandelt. Aber es handelt sich hierbei nicht um verordenbare Therapien oder Leistungen im Sinne des SGB V oder IX etc. Mancherorts finden Recovery-Gruppen, i.d.R. durch Betroffene selbst geleitete Gruppen statt. Möglicherweise kennen Betroffene und Angehörige Ansätze von Anti-Stigma-Arbeit oder berichten über ihr Erleben im Rahmen von Beziehungsgestaltung (Mitbestimmung, Selbstwirksamkeit, etc.).

Bei Beiträgen / Fragen dazu sollte eine Vertiefung / ein Austausch erfolgen.

Die auf den Folien verwendeten Bilder stammen aus der Online-Wissensplattform TheraPart. Die Bildwirkung lässt sich gut nutzen, um mit den Teilnehmenden der Veranstaltung in den Dialog zu kommen und Erfahrungen miteinander auszutauschen.

»Der Bereich der **Einzelinterventionen** umfasst alle Behandlungsangebote, die einen ganz besonderen Fokus haben und von verschiedenen *Spezialtherapeuten* an ganz unterschiedlichen Orten durchgeführt werden.

Viele von Ihnen kennen ganz sicher einzelne Therapien oder können sich etwas darunter vorstellen.«

Folie 19

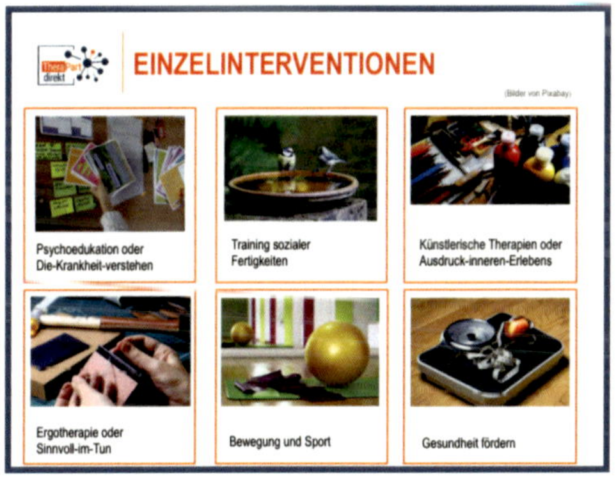
EINZELINTERVENTIONEN
Psychoedukation oder Die-Krankheit-verstehen
Training sozialer Fertigkeiten
Künstlerische Therapien oder Ausdruck-inneren-Erlebens
Ergotherapie oder Sinnvoll-im-Tun
Bewegung und Sport
Gesundheit fördern

Bitte interaktiv erarbeiten.

Mögliche Fragen:
»Welche dieser psychosozialen Therapien kennen Sie? Welche haben Sie selbst bereits genutzt und welche Erfahrungen haben Sie dabei gemacht?«

(Ausdruck bitte anpassen bei der Angehörigenveranstaltung)

»In einem nächsten Bereich werden **Systeminterventionen** adressiert. Das sind komplexe psychosoziale Interventionen, die sich auf wichtige Bereiche wie Wohnen, Arbeiten, gemeindepsychiatrische Behandlungsmöglichkeiten richten und an deren Umsetzung unterschiedliche Fachleute aus Medizin, Psychologie und Sozialarbeit etc. gleichzeitig beteiligt sind: z.B. unterstütztes oder betreutes Wohnen, Unterstützung bei (Wieder-)Erlangung einer Beschäftigung oder eine gemeindenahe Behandlung (z.B. in PIAs), wobei hier Ärztinnen und Ärzte, Psychologinnen und Psychologen, Sozialarbeitende etc. gemeinsam behandeln und unterstützen. Welche Möglichkeiten es hier gibt, schauen wir uns in der nächsten Veranstaltung genauer an.«

Folie 20

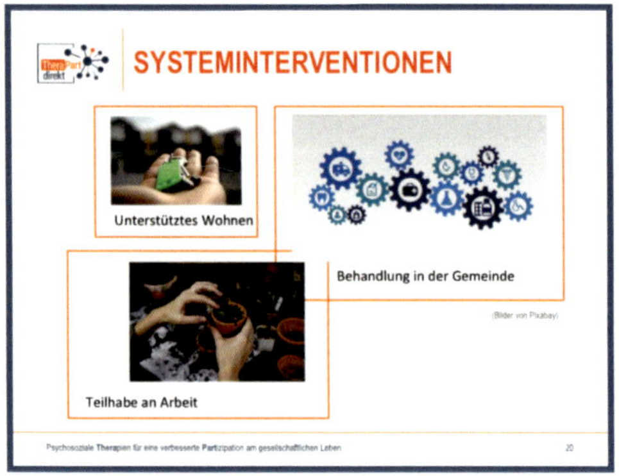
SYSTEMINTERVENTIONEN
Unterstütztes Wohnen
Behandlung in der Gemeinde
Teilhabe an Arbeit

Im Rahmen der Informationsveranstaltung kann aus Gründen der Informationsreduktion der Bereich der Frühintervention vernachlässigt werden. Hierbei geht es um geeignete Hilfen, bevor die Erkrankung überhaupt ausbricht.

Mögliche Fragen:
»Aber lassen Sie uns doch bitte gemeinsam schauen, wer von Ihnen bereits Hilfen beim Wohnen oder in Ausbildung und Beruf, vielleicht durch eine Reha-Maßnahme erhalten hat? Wer wird denn evtl. in einer PIA oder auch zu Hause behandelt?«

(Ausdruck bitte anpassen bei der Angehörigenveranstaltung)

»In einem weiteren Bereich werden verschiedene Ansätze der **Selbsthilfe** zusammengefasst. Neben den Selbsthilfe- und Angehörigengruppen (hier finden sich Betroffene und / oder Angehörige zum Erfahrungsaustausch zusammen) können auch schriftliche Patientenratgeber, Online-Trainingsprogramme oder Möglichkeiten der Genesungsbegleitung *(Verweis auf Peer-Mitarbeitende)* Hilfe und Unterstützung bieten. Die Möglichkeiten an Selbsthilfe sind sehr breit, deshalb gibt es hier auch ein weiteres Feld ›Andere‹. Möglicherweise hat der eine oder andere von Ihnen gute Erfahrungen mit einer hier nicht benannten Form der Selbsthilfe gemacht.«

Folie 21

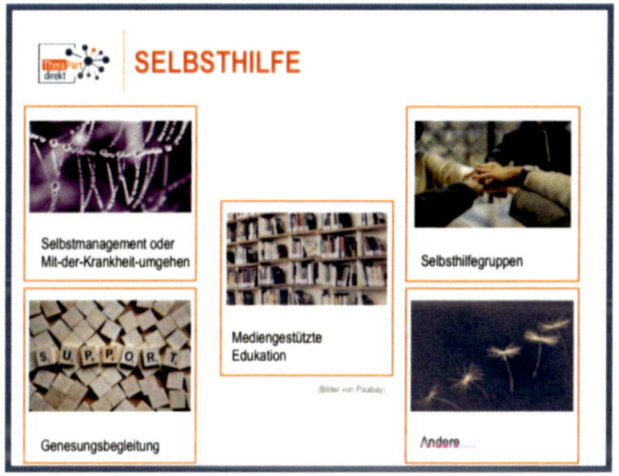

Mögliche Fragen:
»Welche Erfahrungen haben Sie im Bereich der Selbsthilfe gemacht? Hat jemand ein gutes Buch gelesen oder nutzen Sie das Internet, um beispielsweise nach Informationen zu Ihrer Erkrankung zu suchen? Hatte jemand von Ihnen die Möglichkeit, von einem Genesungsbegleiter unterstützt zu werden, oder war mal in einer Selbsthilfegruppe?«

(Ausdruck bitte anpassen bei der Angehörigenveranstaltung)

Für alle Interaktionseinheiten gelten folgende Empfehlungen zur Strukturierung:

Version 1: *Zuruffrage mit gleichzeitiger Markierung mittels Magneten durch Trainerin / Trainer der verschiedenen Bereiche (evtl. zweifarbig: grün für »Therapie erhalten«, gelb für »schon mal davon gehört«)* – **Vorteil:** *Trainerin / Trainer kann besser strukturieren, falls TN Zuordnung schwerfällt*

Version 2: *TN werden aufgefordert, die Bereiche selber mit Magneten auf* *dem Poster zu markieren –* **Vorteil:** *Aktivierung der TN*

Trainerin / Trainer greift die Erfahrungen auf und fasst noch einmal zusammen, a) in welchen Bereichen die meisten Kenntnisse bzw. b) Erfahrungen vorhanden sind.

Hinweis: *Am Veranstaltungsende Erstellung einer Fotodokumentation der Erfahrungen, um darauf im 2. Teil verweisen zu können.*

Umgang mit möglichen negativen Erfahrungen:

- *Relativierung, negative Erfahrungen gehören zum eigenen Weg aus der Krise dazu. Man kann daraus lernen.*
- *Ressourcensuche unterstützen (z. B. Welche Impulse sind aus dieser zunächst negativen Erfahrung hervorgegangen, die sich nutzen lassen auf Ihrem weiteren Genesungsweg?)*
- *Die Erfahrungen – auch mit den verschiedenen Therapien – sind sehr individuell und von zahlreichen Faktoren abhängig (z. B. Zeitpunkt, Dosis, Umgebungsfaktoren, die »Chemie« zwischen den Menschen).*

Psychoedukation / Trialog oder Die-Krankheit-verstehen: Psychoedukation zielt darauf, betroffene und angehörige Personen über die Krankheit und mögliche Behandlungen zu informieren. **Psychoseforen oder trialogische Seminare** sind Gesprächsforen zwischen Betroffenen, Angehörigen und professionellen Akteuren, die auf eine gleichberechtigte Verständigung über Psychosen und andere schwere psychische Erkrankungen zielen.

Training sozialer Fertigkeiten oder Miteinander-Leben zielt auf die Stärkung der zwischenmenschlichen Fertigkeiten. Komplexe Trainingsprogramme beinhalten das Trainieren des Umgangs mit der Erkrankung, mit Medikamenten oder des Umgangs mit Suchtmitteln oder richten sich auf die Pflege von Freundschaften und Freizeitaktivitäten sowie auf soziale Fertigkeiten im Rahmen der Arbeitstätigkeit.

Künstlerische Therapien oder Ausdruck-inneren-Erlebens ermöglichen den Betroffenen einen anderen Zugang zu sich selbst und ihrer Umwelt, auch ohne gesprochene Sprache. Es existiert eine große Vielfalt künstlerisch-therapeutischer Behandlungsansätze: Kunst-, Musik-, Tanz- und Bewegungstherapie sowie Theater- und Dramatherapie und andere.

Ergotherapie oder Sinnvoll-im-Tun gehört zu den ältesten Behandlungsformen psychischer Erkrankungen. Ergotherapie soll der Patientin / dem Patienten helfen, durch Krankheit verlorene Handlungsfähigkeit und Selbstständigkeit im Alltagsleben wiederherzustellen bzw. zu erhöhen. Dazu gehören wichtige Bereiche wie die der Selbstversorgung und Haushaltsführung, wirtschaftliche Eigenständigkeit, Fähigkeit zur Berufsausübung beziehungsweise Weiterführen der Ausbildung sowie Freizeitaktivitäten.

Bewegung und Sport oder In-Bewegung-Bleiben: Das Spektrum an Therapien ist hier sehr breit. Man unterscheidet Therapien, die in erster Linie die Fitness und Funktionalität des Körpers stärken (z. B. Ausdauertraining, Krafttraining, Sportspiele, Sporttherapeutische Verfahren), von Körperpsychotherapeutischen Verfahren. Hierbei werden Körper und Psyche gemeinsam betrachtet und Bewegung in einem eher psychotherapeutischen Sinne eingesetzt (z.B. integrative Bewegungstherapie, konzentrative Bewegungstherapie). Bewegungs- und Sporttherapien können die Lebensqualität von Menschen mit psychischen Störungen auf zwei Wegen verbessern: über die Verbesserung der körperlichen Gesundheit und über die Stärkung psychischer Funktionen (z.B. Konzentration, Motivation, Selbstbewusstsein oder das Erleben, etwas zu bewirken).

Gesundheit fördern durch Gesundheitsfördernde Interventionen: Gemeint sind hiermit nicht-medikamentöse Therapien zur Förderung gesunder Ernährung und körperlicher Aktivität. Der Unterschied zu den Bewegungs- und Sportinterventionen besteht darin, dass gesundheitsfördernde Interventionen eine kombinierte Strategie, das heißt gleichzeitig mehrere Ansätze zur Beeinflussung des gesundheitsbezogenen Lebensstils nutzen und nicht allein auf Bewegung beruhen.

FÜR BETROFFENE

Ende Teil I

»Im nächsten Veranstaltungsteil wollen wir intensiver auf die einzelnen Bereiche eingehen und auch darauf, wo genau Sie Hilfe finden können. Für den heutigen Tag will ich an dieser Stelle zum Ende kommen und Sie noch einmal auf die Internetseite www.thera-part.de verweisen, wo Sie weiterführende Informationen finden.«

Verabschiedung mit Verweis, wann der nächste Veranstaltungsteil stattfindet.

Folie 22

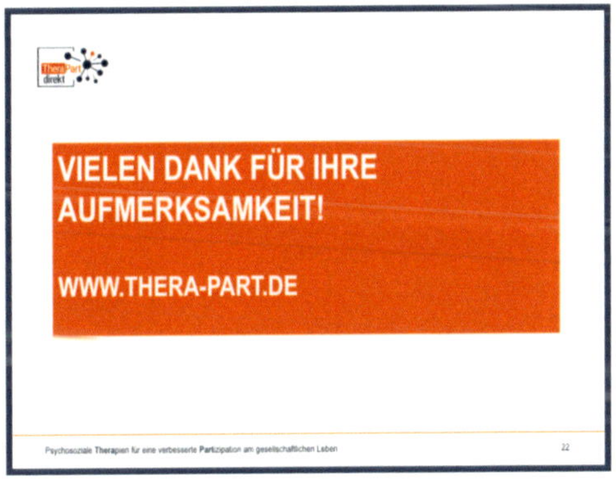

Modulüberblick Modul 3

Modulspezifische Beschreibungskategorien

Inhalte / Themen	Hintergrund Leitlinie und Empfehlungsstärken
Lernziele	Die Teilnehmenden wissen, was Leitlinien sind, und kennen die Empfehlungsstärken der Interventionen.
Dauer	15 Minuten
Methoden	Vortrag
Schulungsmaterial	Powerpoint-Präsentation, Poster Systematik psychosozialer Interventionen, INFO Leitlinie
Besonderheiten	Begrüßung und Zusammenfassung bisheriger Inhalte zu Beginn gelten ausschließlich für die Betroffenenveranstaltungen.

Modul 3 – Hintergrund Leitlinie und Empfehlungsstärken: 15 min

FÜR BETROFFENE

Begrüßung

»Herzlich Willkommen zum 2. Teil der Informationsveranstaltung zu psychosozialen Therapien bei schweren psychischen Erkrankungen. Im letzten Teil haben Sie erfahren:

- Was mit schweren psychischen Erkrankungen gemeint ist und welche Folgen damit einhergehen können und
- was psychosoziale Therapien sind und welche Erfahrungen Sie als Teilnehmerinnen und Teilnehmer der Veranstaltung damit möglicherweise gemacht haben.«

Trainerin / Trainer prüft, ob evtl. neue Teilnehmende dazugekommen sind. Prüft, ob es Fragen zum ersten Teil gibt, die im Nachgang entstanden sind.

Trainerin / Trainer zeigt auf das Flipchart mit dem Poster zur Systematik und den darauf angebrachten Magneten (Nutzung der Fotodokumentation von Teil 1). Evtl. erfolgt eine kurze Zusammenfassung zu Bereichen, die sehr gut bekannt sind, damit kann an die vorherige Veranstaltung angeknüpft werden.

Gern noch einmal Verweis auf INFO TheraPart.

Info TheraPart

Folie 23

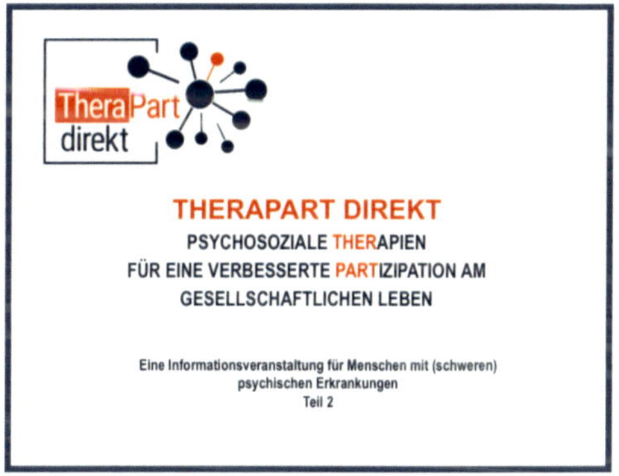
TheraPart direkt
THERAPART DIREKT
PSYCHOSOZIALE THERAPIEN
FÜR EINE VERBESSERTE PARTIZIPATION AM
GESELLSCHAFTLICHEN LEBEN
Eine Informationsveranstaltung für Menschen mit (schweren)
psychischen Erkrankungen
Teil 2

Flipchart
Poster Systematik

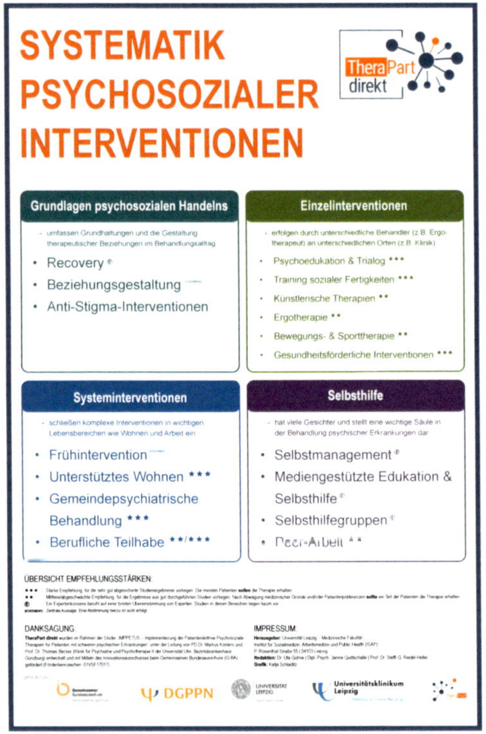

»Im heutigen 2. Teil soll es darum gehen, welche Interventionen in der S3-Leitlinie ›Psychosoziale Therapien bei schweren psychischen Erkrankungen‹ empfohlen werden, in welchen Lebensbereichen psychosoziale Therapien unterstützen und wo sich diese finden lassen.«

Trainerin / Trainer zeigt auf dem Poster Fahrplan auf die jeweiligen Module.

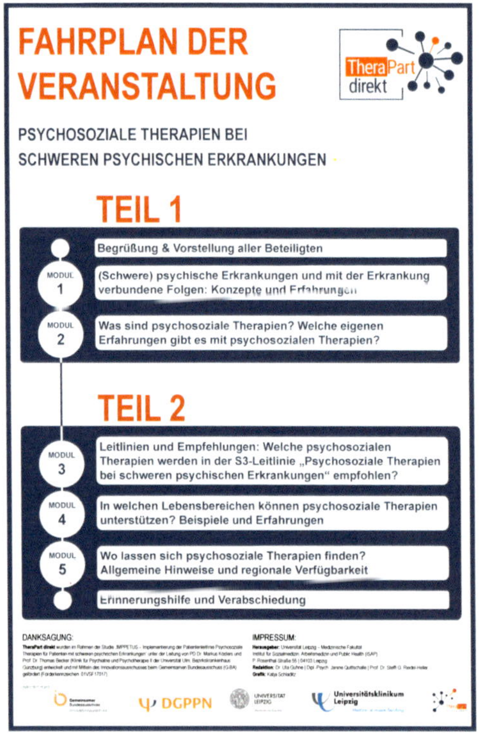

Poster Fahrplan

Leitlinie

Hier Wiedereinstieg bei Angehörigenschulung

Folien 24–25

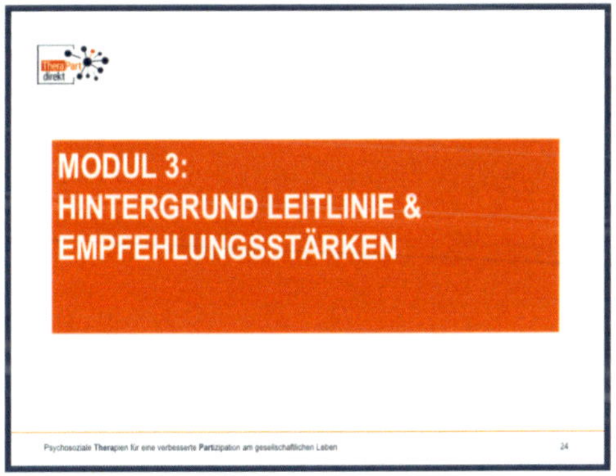

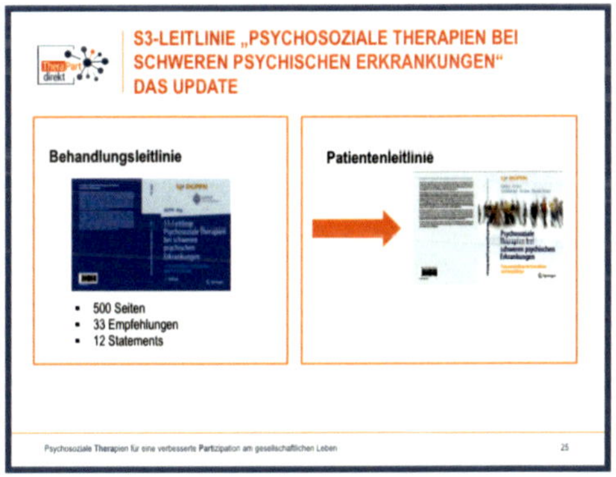

»Grundlage der Patientenleitlinie und dieser Informationsveranstaltung bildet die **S3-Behandlungsleitlinie** ›Psychosoziale Therapien bei schweren psychischen Erkrankungen‹ der Deutschen Gesellschaft für Psychiatrie und Psychotherapie, Psychosomatik und Nervenheilkunde (kurz: DGPPN). Eine Behandlungsleitlinie wird von vielen verschiedenen Menschen gemeinsam entwickelt. Es gibt sie in vielen Bereichen der Medizin, z.B. auch für Depression, Schizophrenie, aber auch für Kreuzschmerz oder Diabetes.

Zuerst wird die wissenschaftliche Literatur systematisch nach Studien durchsucht, in denen genau die Therapien, um die es in dieser Leitlinie geht, auf ihre **Wirksamkeit** bei der beschriebenen Patientengruppe untersucht wurden. Daraus werden Empfehlungen abgeleitet und formuliert. Diese Empfehlungen werden in einem zweiten Schritt von ganz vielen Akteuren in einem aufwendigen Verfahren abgestimmt. Bei diesen Abstimmungen sind immer auch Betroffenen- und Angehörigenvertreter beteiligt. Diese darin formulierten Empfehlungen sollen Unterstützung bei der Entscheidung für oder gegen eine angemessene Behandlung geben. Dennoch sind die Empfehlungen einer Leitlinie nicht zwingend verbindlich. Jede Patientin und jeder Patient bringt ihre bzw. seine eigene Krankengeschichte, eigene Voraussetzungen und

Folie 26

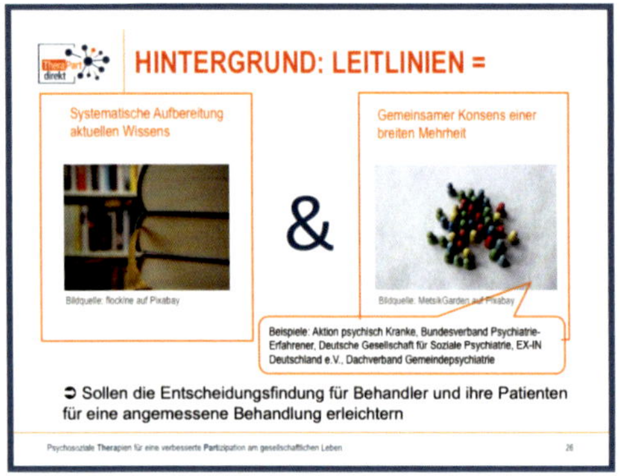
HINTERGRUND: LEITLINIEN =
Systematische Aufbereitung aktuellen Wissens
&
Gemeinsamer Konsens einer breiten Mehrheit
Bildquelle: flockine auf Pixabay
Bildquelle: MetsikGarden auf Pixabay
Beispiele: Aktion psychisch Kranke, Bundesverband Psychiatrie-Erfahrener, Deutsche Gesellschaft für Soziale Psychiatrie, EX-IN Deutschland e.V., Dachverband Gemeindepsychiatrie
➲ Sollen die Entscheidungsfindung für Behandler und ihre Patienten für eine angemessene Behandlung erleichtern
Psychosoziale Therapien für eine verbesserte Partizipation am gesellschaftlichen Leben
26

Wünsche mit, die bei der Wahl der Behandlungsform(en) Berücksichtigung finden sollten.«

Empfehlungsstärken

Folie 27

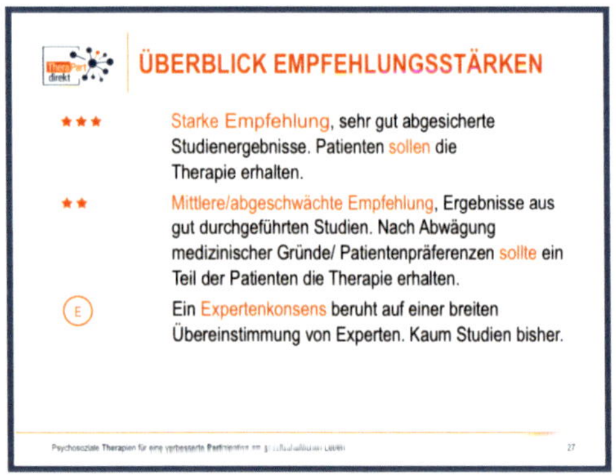

»Nun ist es so, dass nicht für alle Therapien ausreichend viele und auch gute Studien durchgeführt wurden. Zu manchen Fragen liegen gar keine Studien vor. Dementsprechend zuverlässig oder unzuverlässig lassen sich Aussagen zu deren Wirksamkeit ableiten. Dieser Umstand spiegelt sich in der **Empfehlungsstärke** einer Empfehlung wider.

Wichtig an der Stelle ist zu wissen, dass die Empfehlungen mit den Sternen sowohl aus Wissen aus zusammengetragenen Studien als auch aus einer Abstimmung vieler Experten – einschließlich Betroffenen- und Angehörigenvertretern – miteinander resultieren und der Expertenkonsens – das E im Kreis – allein aus einer Abstimmung aller Beteiligten entstanden ist.«

»3 **Sterne:** sprechen für eine starke Empfehlung, für die sehr gut abgesicherte Studienergebnisse vorliegen. Die meisten Patientinnen und Patienten sollen die Therapie erhalten.
2 **Sterne:** sprechen für eine mittlere / abgeschwächte Empfehlung, für die Ergebnisse aus gut geführten Studien vorliegen. Möglicherweise gibt es hierfür aber noch nicht sehr viele Studien oder es liegen evtl. widersprüchliche Befunde vor. Nach Abwägung medizinischer Gründe und / oder Patientenpräferenzen sollte ein Teil der Patientinnen und Patienten die Therapie erhalten. Das heißt also, eine solche Therapie kann für den einen gut und für den anderen weniger hilfreich sein.
Ein **E** steht für **Expertenkonsens**, der auf einer breiten Übereinstimmung von Expertinnen und Experten beruht. Hierzu liegen kaum / keine Studien vor.«

*Auf die Statements soll an dieser Stelle mit dem Ziel der Reduktion von Informationen nicht verwiesen werden. Sollte danach gefragt werden, könnte man auf folgende Erklärung zurückgreifen: »**Statements** sind wichtige Aussagen, die im Entwicklungsprozess der Leitlinie keiner gemeinsamen Abstimmung bedürfen. Sie haben weniger einen Empfehlungscharakter, sondern zeigen wichtige Aspekte auf (z. B. heben sie die Bedeutung von Selbsthilfe hervor) oder verweisen auf Themen, die in der Leitlinie nicht in der erforderlichen Tiefe betrachtet werden.«*

Poster Systematik

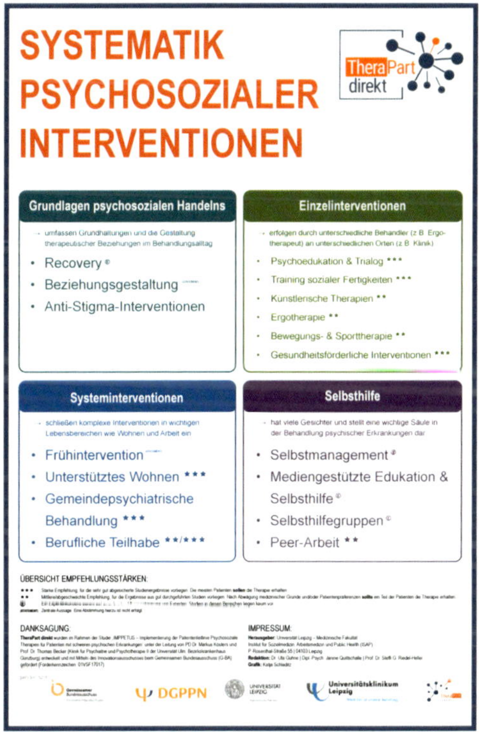

INFO Leitlinie

»Einen Überblick, welche der Interventionen welche Empfehlungsstärke erhalten hat, finden Sie auf dem Poster bzw. ebenfalls in der Ultrakurzversion der Patientenleitlinie bzw. der INFO Leitlinie.«

Trainerin / Trainer teilt – falls nicht schon geschehen – die INFO Leitlinie an die TN aus.

»Im Bereich **Grundlagen psychosozialen Handelns** finden sich in erster Linie Expertenempfehlungen. Es ist schwierig, die Haltung eines Arztes und deren Auswirkungen auf den Behandlungsverlauf messbar zu machen. Aber man weiß aus qualitativen Studien (z. B. mündliche Befragungen) etwas darüber, was eine Behandlung besser machen kann.«

Folie 28 Zusatzfolie bei Interesse

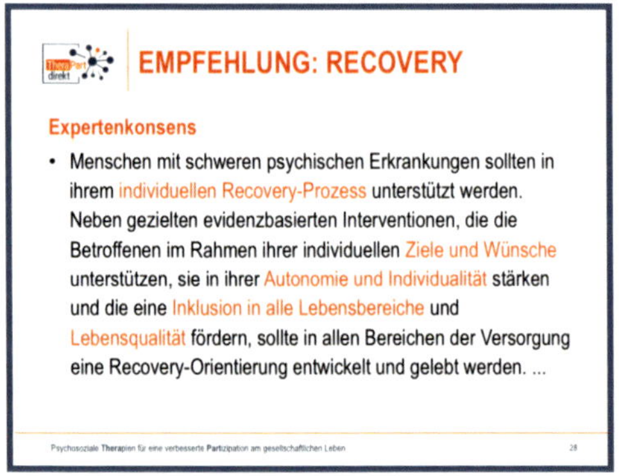

Je nach Interesse und Vorerfahrung kann beispielhaft die Empfehlung zu Recovery vorgelesen und erläutert werden. Evtl. nachfragen, wer den Begriff Recovery kennt. Vielleicht hat auch jemand an einem Recovery-Training teilgenommen. Die Empfehlung macht deutlich, wie wenig konkret sich solche komplexen Konstrukte, die Haltungen beschreiben, formulieren lassen – vor allem im Vergleich zu einer Empfehlung, in der z. B. Psychoedukation empfohlen wird.

»Die Wirksamkeit von **Einzelinterventionen** lässt sich besser untersuchen. Hier finden sich starke Empfehlungen für die:

- Psychoedukation,
- das Training sozialer Fertigkeiten sowie
- gesundheitsfördernde Maßnahmen.

Mittlere Empfehlungsstärken finden sich für:

- künstlerische Therapien,
- Ergotherapie sowie
- für Bewegungs- und Sporttherapien.

Bei diesen Interventionen ist die Studienlage nicht sehr aussagekräftig.«

Bitte am Poster zeigen.

Die Einzelinterventionen wurden bereits in Teil 1 näher erklärt. In Teil 2 sollen auch die Systeminterventionen im Ansatz erläutert werden.

»Bei den **Systeminterventionen** finden sich in den verschiedenen Bereichen zum Teil unterschiedliche Empfehlungsstärken.

Schauen wir uns zunächst die Empfehlungen zum **Unterstützten Wohnen** an (Folie 29).«

Folie 29

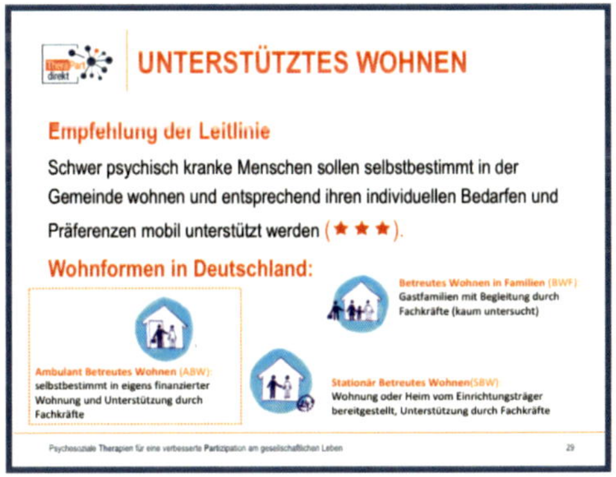

Empfehlung im Wortlaut vorlesen, evtl. erläutern.

»In Deutschland lassen sich drei Wohnformen unterscheiden. Die Ausgestaltung im Einzelnen kann allerdings recht unterschiedlich sein.«

Wohnformen anhand der Folie erläutern.

»Die Wohnform, die zur Empfehlung aus der Leitlinie passt, ist die zum ambulant betreuten Wohnen. Nach Möglichkeit sollte hierbei eine

Folien 30–31

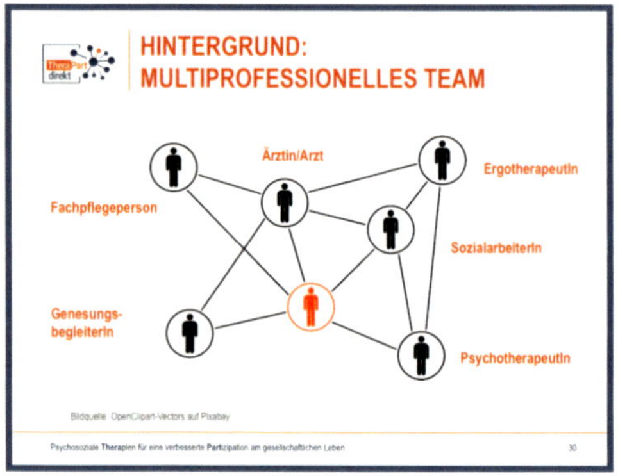

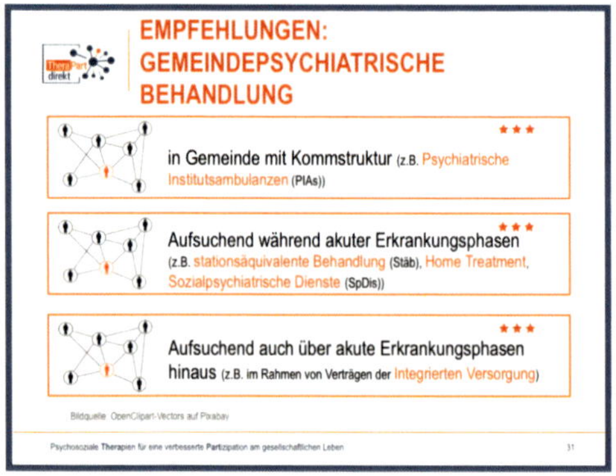
EMPFEHLUNGEN:
GEMEINDEPSYCHIATRISCHE
BEHANDLUNG
in Gemeinde mit Kommstruktur (z.B. Psychiatrische Institutsambulanzen (PIAs))
Aufsuchend während akuter Erkrankungsphasen (z.B. stationsäquivalente Behandlung (Stäb), Home Treatment, Sozialpsychiatrische Dienste (SpDis))
Aufsuchend auch über akute Erkrankungsphasen hinaus (z.B. im Rahmen von Verträgen der Integrierten Versorgung)
Bildquelle: OpenClipart-Vectors auf Pixabay
Psychosoziale Therapien für eine verbesserte Partizipation am gesellschaftlichen Leben
31

mobile Unterstützung, die sich an den Bedarfen und Vorstellungen der Betroffenen orientiert, unabhängig vom selbstbestimmten Lebensort erfolgen.

Schauen wir uns nun die Empfehlungen zu den **gemeindepsychiatrischen multiprofessionellen Teams** an (Folien 30 bis 31). Das klingt zunächst kompliziert. Ein gemeindepsychiatrisches multiprofessionelles Team ist ein Behandlungsteam, das sich aus verschiedenen Behandlerinnen und Behandlern zusammensetzt, die gemeinsam an der Behandlung der Patientin bzw. des Patienten beteiligt sind. Insbesondere bei schweren psychischen Erkrankungen reicht oft die Behandlung durch den Arzt / die Ärztin oder den Psychiater / die Psychiaterin allein nicht aus. Sie kennen ein solches Team evtl. aus dem (teil-)stationären Bereich. Solche Teams sind aber auch ambulant und manchmal auch aufsuchend tätig. In der Leitlinie werden Empfehlungen zu solch einer Behandlung mit der höchsten Empfehlungsstärke gegeben.«

»Im Bereich der **Arbeitsrehabilitation** unterscheidet man ganz grob zwei Ansätze (Folien 32 bis 33).

(1) Beim **Vorbereitenden Arbeitstraining** erfolgen mit dem Ziel einer Rückkehr auf den allgemeinen Arbeitsmarkt zunächst berufsvorbereitende Maßnahmen. Vielleicht eine Arbeitstherapie, ein Bewerbungstraining, eine Schulungsmaßnahme oder eine übergangsweise Beschäftigung in einem geschützten Arbeitsverhältnis. Erst im Anschluss an dieses Training unter ›beschützten‹ Bedingungen wird die Eingliederung in den allgemeinen Arbeitsmarkt angestrebt. Vorstellen kann man sich das ein bisschen wie die Sprossen einer Leiter, die man nach und nach erklimmen muss *(›erst trainieren, dann platzieren‹ / Stufenleiterprinzip)*. Mittlere Empfehlungsstärke.

(2) Bei der **Unterstützten Beschäftigung** erfolgt ein anderes Vorgehen. Angestrebt wird bereits in der ersten Phase der Rehabilitation und unter der Voraussetzung entsprechender Motivation ein Arbeitsplatz auf dem allgemeinen Arbeitsmarkt. Hier wird der Betroffene durch spezialisierte Dienste professionell unterstützt *(›erst platzieren, dann trainieren‹)*. Höchste Empfehlungsstärke. Jeder sollte für sich entscheiden können, wie er sich beruflich entwickeln will.«

Folien 32–33

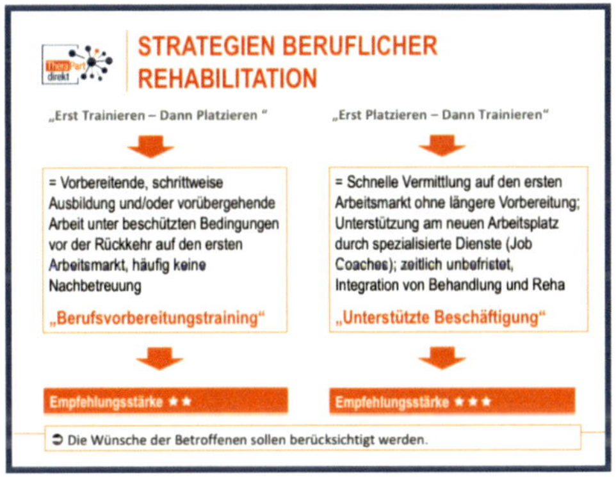
STRATEGIEN BERUFLICHER REHABILITATION
„Erst Trainieren – Dann Platzieren "
„Erst Platzieren – Dann Trainieren"
= Vorbereitende, schrittweise Ausbildung und/oder vorübergehende Arbeit unter beschützten Bedingungen vor der Rückkehr auf den ersten Arbeitsmarkt, häufig keine Nachbetreuung
„Berufsvorbereitungstraining"
= Schnelle Vermittlung auf den ersten Arbeitsmarkt ohne längere Vorbereitung; Unterstützung am neuen Arbeitsplatz durch spezialisierte Dienste (Job Coaches); zeitlich unbefristet, Integration von Behandlung und Reha
„Unterstützte Beschäftigung"
Empfehlungsstärke ★★
Empfehlungsstärke ★★★
Die Wünsche der Betroffenen sollen berücksichtigt werden.

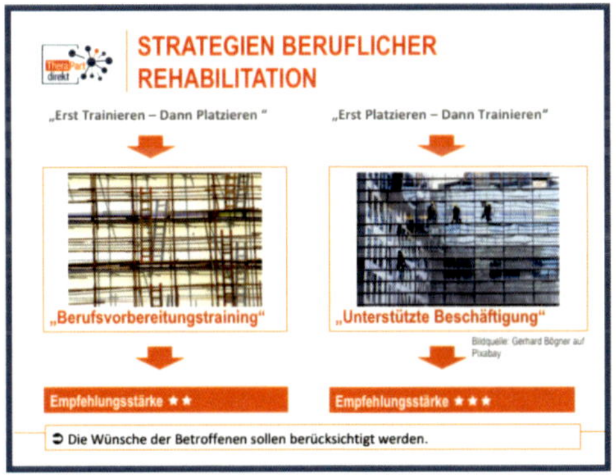

Folie 34 Zusatzfolie bei Interesse

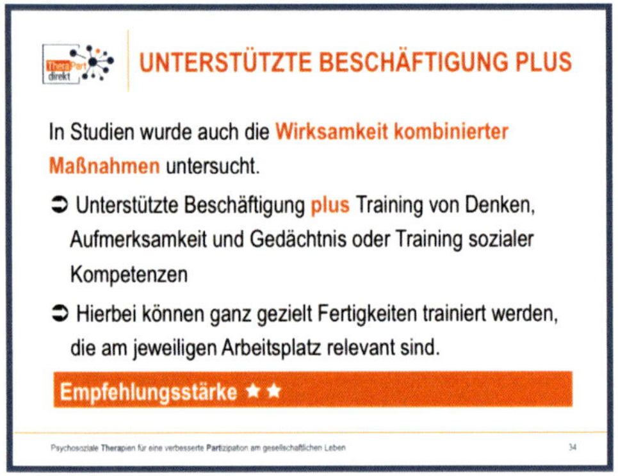

Folie 35

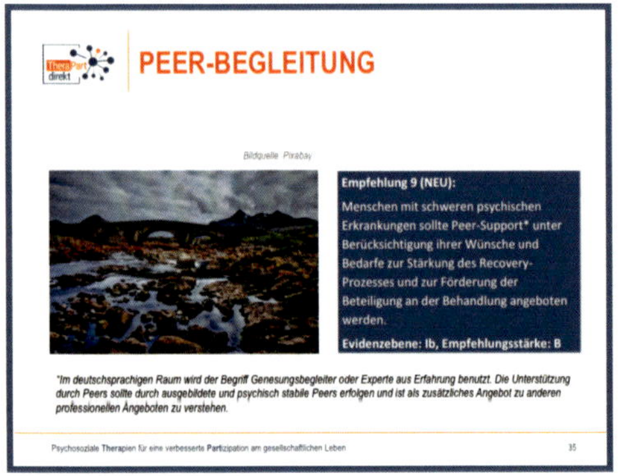
PEER-BEGLEITUNG
Bildquelle Pixabay
Empfehlung 9 (NEU):
Menschen mit schweren psychischen Erkrankungen sollte Peer-Support* unter Berücksichtigung ihrer Wünsche und Bedarfe zur Stärkung des Recovery-Prozesses und zur Förderung der Beteiligung an der Behandlung angeboten werden.
Evidenzebene: Ib, Empfehlungsstärke: B
*Im deutschsprachigen Raum wird der Begriff Genesungsbegleiter oder Experte aus Erfahrung benutzt. Die Unterstützung durch Peers sollte durch ausgebildete und psychisch stabile Peers erfolgen und ist als zusätzliches Angebot zu anderen professionellen Angeboten zu verstehen.
Psychosoziale Therapien für eine verbesserte Partizipation am gesellschaftlichen Leben
35

Zusatz in Abhängigkeit des Interesses:

»In Studien wurde auch die **Wirksamkeit kombinierter Maßnahmen** untersucht. So wurde der Ansatz der Unterstützten Beschäftigung beispielsweise durch ein Training von Denken, Aufmerksamkeit und Gedächtnis oder durch ein Training sozialer Kompetenzen ergänzt. Hierbei können ganz gezielt Fertigkeiten trainiert werden, die am jeweiligen Arbeitsplatz relevant sind. Diese Ansätze werden mit einer mittleren Empfehlungsstärke empfohlen.

Im Bereich der **Selbsthilfe** finden sich hauptsächlich Empfehlungen in Form von Expertenkonsens:

- Selbstmanagement
- Mediengestützte Edukation und Selbsthilfe
- Selbsthilfegruppen

Eine Ausnahme bildet die Empfehlung zur Genesungsbegleitung. Tatsächlich gibt es zunehmend Studien zur Wirksamkeit durch Genesungsbegleitung und es gibt auch immer mehr entsprechende Angebote in Deutschland. Genesungsbegleitung wird mit der mittleren Empfehlungsstärke empfohlen. Vielleicht ist Ihnen die EX-IN-Ausbildung ein Begriff?«

Evtl. Diskussion dazu aufgreifen. Stichwort »Brückenbildung«.

Modulüberblick Modul 4

Modulspezifische Beschreibungskategorien

Inhalte / Themen	Persönliche Ressourcen und Entwicklungsräume
Lernziele	Die Teilnehmenden können eigene Stärken und Entwicklungsräume hinsichtlich psychosozialer Bereiche benennen. Sie wissen, welche Interventionen für sie in Frage kommen.
Dauer	30 Minuten
Methoden	Vortrag, Gruppenarbeit
Schulungsmaterial	Powerpoint-Präsentation, Arbeitsblatt Ressourcen / Entwicklungsräume, Textmarker in 3 verschiedenen Farben (rot, gelb, grün).
Besonderheiten	Evtl. Peer-Mitarbeitende, Gruppenübung nur für Betroffene (bei Angehörigenschulung auslassen)

Modul 4 – In welchen Lebensbereichen können psychosoziale Therapien unterstützen: 30 min

Einleitung

Folie 36

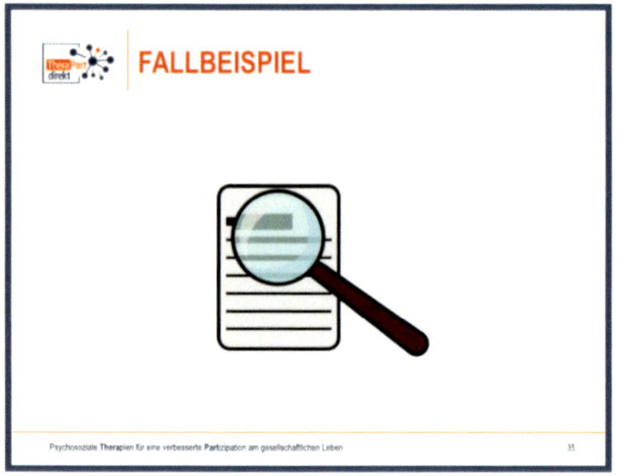

»In diesem Modul soll es um Sie gehen. Gemeinsam wollen wir nach Ihren persönlichen Stärken und Entwicklungsräumen sowie nach möglichen psychosozialen Therapien schauen.«

Wortlaut in Angehörigenschulung:

»In Modul 4 soll es darum gehen, welche psychosozialen Therapien in welchen individuellen Situationen und Lebensbereichen denkbar sind.«

In Angehörigenschulung bitte Fallbeispiel und Fragen der TN aufgreifen. An dieser Stelle empfiehlt sich die Einbindung des / der Peer-Mitarbeitenden, der / die über seine / ihre Erfahrungen berichtet.

FÜR BETROFFENE
Persönliche Stärken und Entwicklungsräume

»Daher geht es nun um Ihre persönlichen Stärken, aber auch um eigene Entwicklungsräume. Dazu möchte ich Sie ganz herzlich zu einer kleinen Übung einladen. Bitte denken Sie doch anhand des bisher Gehörten, evtl. auch anhand des Fallbeispiels von letzter Woche kurz über Ihre Stärken und Entwicklungsräume (Baustellen) nach. Hierfür gebe ich Ihnen ein Arbeitsblatt, auf dem Sie im oberen Bereich die Teilsysteme Wohnen, Behandlung, Bildung & Arbeit, Familie & soziale Beziehungen, körperliche Gesundheit, Wissen und aktiver Einbezug in die Behandlung finden. Vielleicht fallen Ihnen auch noch andere Bereiche ein, die Ihnen wichtig sind, in denen Sie einbezogen sind bzw. einbezogen sein wollen. Dann können Sie diese im Feld »Andere« ergänzen. Markieren Sie dann mit diesen Textmarkern nach folgendem Ampelprinzip: Grün steht für ›in diesem Bereich bin ich zufrieden‹, z. B. Wohnen, gelb für ›hier bin ich aktuell zufrieden, aber später strebe ich hier eventuell eine Veränderung an‹, z. B. Freunde / Familie, und Rot steht für ›hier habe ich eine Baustelle und benötige Unterstützung‹, z. B. körperliche Fitness. Hier auf dieser Folie sehen Sie ein Beispiel, wie dies aussehen könnte.«

Gehen Sie bitte sicher, dass die Teilnehmenden wissen, was mit diesen verschiedenen Bereichen gemeint ist. Erklären Sie erforderlichenfalls, dass es auch Überschneidungen geben kann. Insbesondere der Bereich

Arbeitsblatt
Textmarker in 3 verschiedenen Farben (rot, gelb, grün)
Flipchart
Folie 37

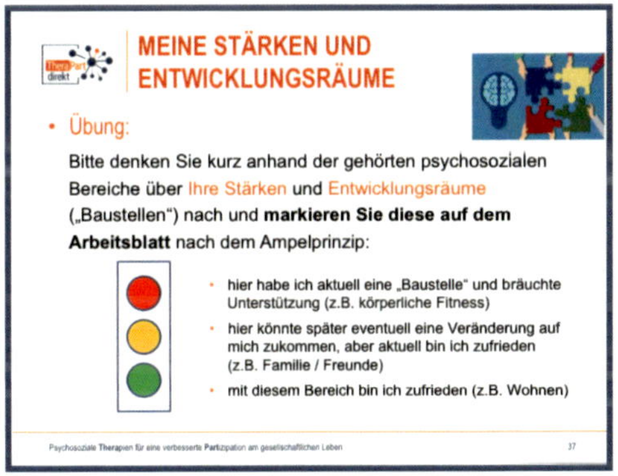

Folien 38–39

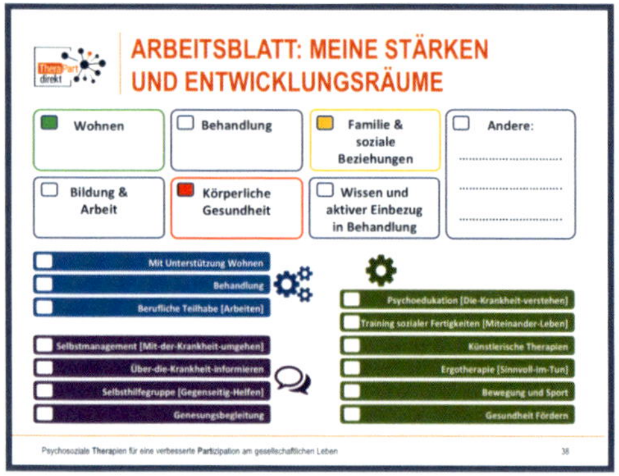

Folie zur Orientierung während Einzelarbeit und Austausch

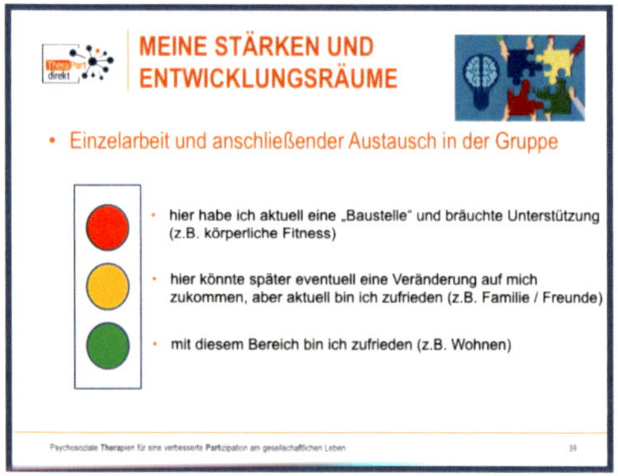

»Behandlung« sowie »Wissen und aktiver Einbezug in die Behandlung« hängen miteinander zusammen. Es wird hier explizit nach »Wissen und aktiver Einbezug in die Behandlung« gefragt, da diese Aspekte Voraussetzungen für eine erfolgreiche Behandlung darstellen. Inwieweit fühlen sich die Teilnehmenden über ihre Erkrankung informiert, welche Behandlungs- und Zugangsmöglichkeiten kennen sie, inwieweit können sie den Behandlungsprozess aktiv mitgestalten?

Trainerin / Trainer teilt die Arbeitsblätter aus. In der Mitte finden sich die Textmarker. Nach ca. 3–5 Minuten gibt es ein Signal, langsam zum Ende zu kommen.

»Okay, Sie haben jetzt alle Ihre Stärken aber auch Baustellen auf dem Arbeitsblatt markiert. Wie sieht dies denn bei Ihnen aus? Wenn Sie möchten, dann teilen Sie dies doch bitte mit den anderen Teilnehmenden und sagen gerne zwei, drei Bereiche, die gut funktionieren oder wo Sie aktuell Entwicklungsbedarf sehen.«

Möglicherweise muss Trainerin / Trainer hier motivieren und aktiv nach einzelnen Bereichen nachfragen (»Wer hat denn alles den Bereich Arbeit als Baustelle / Entwicklungsraum?«). Trainerin / Trainer notiert das Gesagte am Flipchart getrennt nach Stärken und Baustellen mit (z. B. Strichliste pro Bereich).

»Vielen Dank für den regen Austausch! Als Nächstes geht es nun darum, für die ›Baustellen‹ Lösungen zu finden. Im Fallbeispiel haben wir gesehen, dass im Bereich Wohnen die Intervention ›ambulant betreutes Wohnen‹ im Sinne einer selbstbestimmten Wohnform mit mobiler Unterstützung erfolgt ist. Was könnte noch gemacht werden? Welche Interventionen wurden noch durchgeführt? Und wie sieht das in den anderen Bereichen aus?«

Die Ableitung von Lösungen soll durch den Verweis auf das Fallbeispiel erfolgen. Je nach Gruppengröße sind zwei Varianten möglich:
Variante 1: *Plenumsarbeit (Zuruf) bei einer Gruppengröße von 3–6 TN*
Variante 2: *Bildung von Kleingruppen (à 3–4 Personen) bei einer Gruppengröße von 7–10 TN*

»Nun möchte ich Sie noch zu einer letzten Übung einladen. Bitte markieren Sie nun für Ihre Entwicklungsräume, sprich die Baustellen, die Interventionen auf dem Arbeitsblatt, die Ihnen interessant und hilfreich erscheinen. Hier sehen Sie ein Beispiel, wie das aussehen könnte.«

Folien 40–41

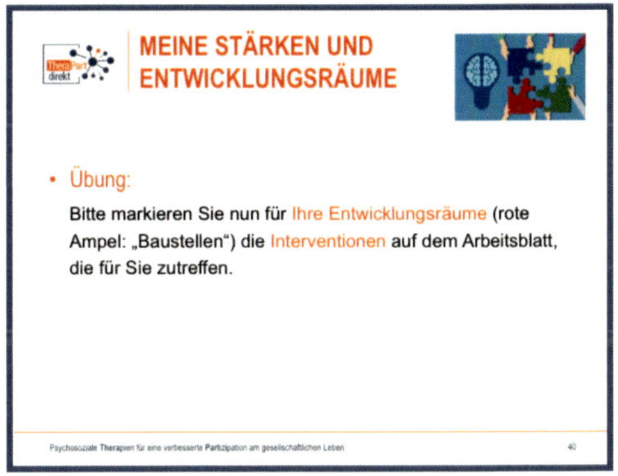

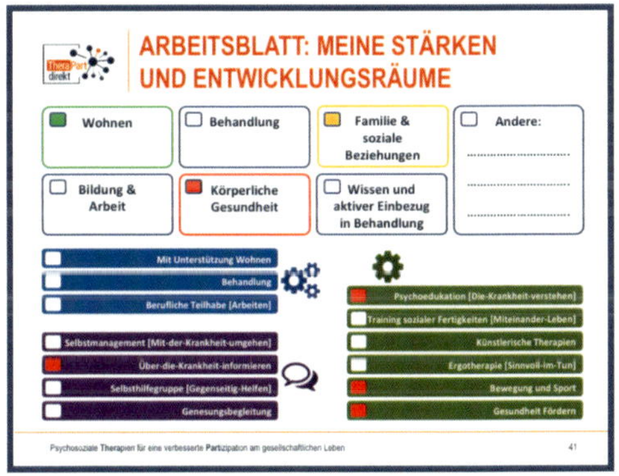

Fazit

»Mit diesem Arbeitsblatt haben Sie nun eine gute Übersicht, welche Interventionen für Sie geeignet sind. Sie sehen aber auch, wo Sie bereits gut aufgestellt sind.«

Modulüberblick Modul 5

Modulspezifische Beschreibungskategorien

Inhalte / Themen	(Über-)Regionale Verfügbarkeit
Lernziele	Die Teilnehmenden wissen welche ambulanten, (teil-)stationären und komplementären Leistungen es gibt und wer diese anbietet. Sie kennen Suchmöglichkeiten über das Internet und nach Möglichkeit auch konkrete regionale Versorgungsangebote.
Dauer	10 Minuten
Methoden	Vortrag, Erfahrungsaustausch
Schulungsmaterial	Powerpoint-Präsentation, Handreichung überregionale Angebote
Besonderheiten	Evtl. Einbindung Peer-Mitarbeitende

Modul 5 – regionale Verfügbarkeit: 10 min

Wegweiser Versorgungssystem

»Nachdem Sie nun wissen, welche psychosozialen Interventionen es gibt, welche wirksam sind und welche in Ihrer persönlichen Situation relevant sind, möchten wir in dem letzten Modul gerne aufzeigen, wo entsprechende Angebote zu finden sind.«

(Ausdruck bitte anpassen bei der Angehörigenveranstaltung)

Trainerin / Trainer gibt anhand der Folie 43 einen allgemeinen Überblick über das psychiatrische Versorgungssystem (Erklärungen dazu finden sich in der Patientenleitlinie S. 41 bis 49):

- *Wer ist beteiligt?*
- *Was wird angeboten: die unterschiedlichen psychosozialen Therapien*
- *Wo werden diese Therapien angeboten?*
- *Wer kann noch Hinweise bei der Suche geben?*

Hier kann die Ausgabe der INFO (Über-)regionale Angebote erfolgen.

Trainerin / Trainer weist darauf hin, dass die regionale Ausgestaltung dieser Landschaft unterschiedlich aussehen kann, z. B. dass Home Treatment oder das Betreute Wohnen in Familien nicht in jeder Region verfügbar sind. Die Stelle bietet den TN die Möglichkeit, sich auszutauschen,

Folien 42 – 43

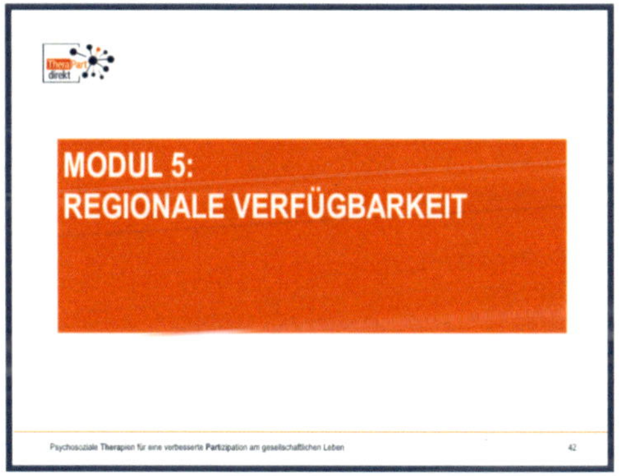

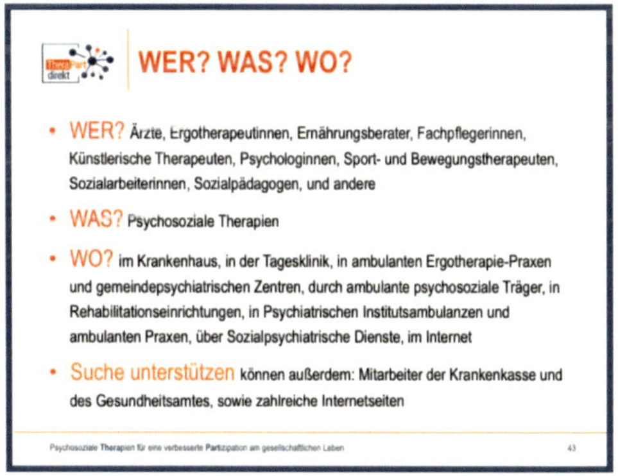

INFO (Über-)regionale Angebote

was es ihrer Erfahrung nach in den unterschiedlichen Regionen gibt. So kann auch die Vielfalt deutlich gemacht werden.

Die Informationen auf dem Informationsblatt beziehen sich vor allem auf bundesweite Suchmöglichkeiten nach Angeboten. Bitte Beispiele benennen.

Möglicherweise halten die einzelnen Regionen Psychiatriewegweiser vor.

FÜR BETROFFENE

Fortsetzung der Übung

Folie 44

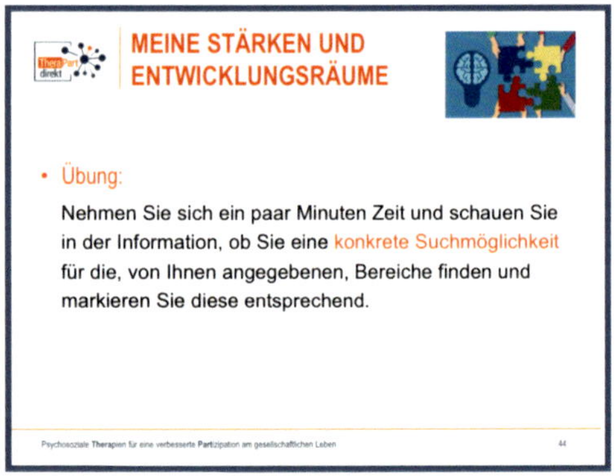

»Lassen Sie uns dazu eine kleine Übung durchführen:
Nehmen Sie sich dafür ein paar Minuten Zeit und schauen Sie in der Information, ob Sie eine konkrete Suchmöglichkeit für die von Ihnen angegebenen Bereiche finden, und markieren Sie diese entsprechend.«

Möglich sind an der Stelle individuelle Hilfestellungen bei Nachfragen. Ziel ist, dass die TN den Umgang mit den Materialien erlernen.

Modulüberblick Abschluss der Veranstaltung für Betroffene

Modulspezifische Beschreibungskategorien

Inhalte / Themen	Abschluss und »Erste kleine Schritte«
Lernziele	Die Teilnehmenden haben für sich die nächsten Schritte erarbeitet und wissen, an wen sie sich wenden können.
Dauer	10 Minuten
Methoden	Vortrag, Einzelarbeit
Schulungsmaterial	Powerpoint-Präsentation, Postkarten
Besonderheiten	Nur für Betroffene

Abschluss – »Erste kleine Schritte«: 10 min

Folien 45–46

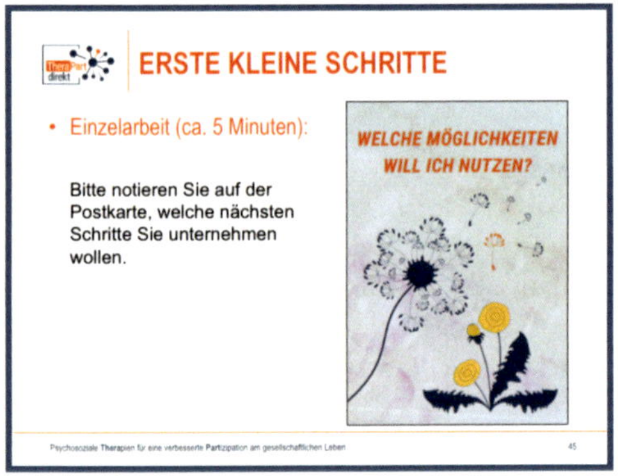
ERSTE KLEINE SCHRITTE
• Einzelarbeit (ca. 5 Minuten):
Bitte notieren Sie auf der Postkarte, welche nächsten Schritte Sie unternehmen wollen.
WELCHE MÖGLICHKEITEN WILL ICH NUTZEN?
Psychosoziale Therapien für eine verbesserte Partizipation am gesellschaftlichen Leben
45

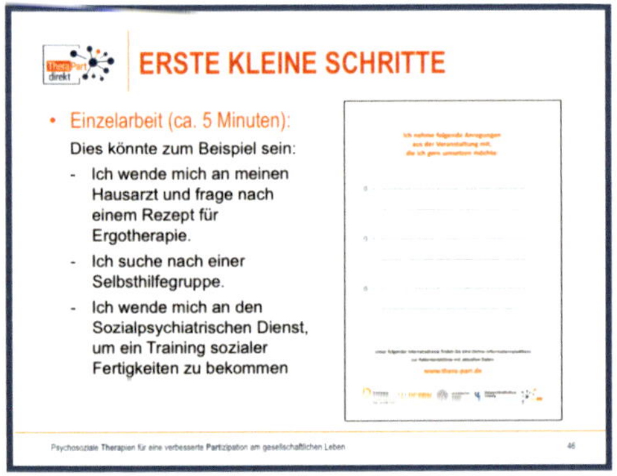

FÜR BETROFFENE

Erste kleine Schritte

»Zum Schluss möchten wir Sie anregen, aus all dem Gehörten und gemeinsam Erarbeiteten das mitzunehmen, was für Sie aktuell am Wichtigsten ist. Wir möchten Sie einladen, auf einer Postkarte mögliche nächste Schritte festzuhalten. Dies könnte z. B. so wie auf dieser Folie aussehen.«

Trainerin / Trainer ermöglicht den TN, sich eine Postkarte auszuwählen, und zeigt Folie 45 und 46 als Beispiel.

Abschluss

»Nun sind wir am Ende der zweiteiligen Veranstaltung. Gern stehe ich für Fragen zur Verfügung und möchte Sie auch noch einmal auf die Internetseite www.thera-part.de und die Patientenleitlinie verweisen, wo Sie weiterführende Informationen finden. Ich wünsche Ihnen alles Gute für die Umsetzung der nächsten Schritte.«

Folie 47

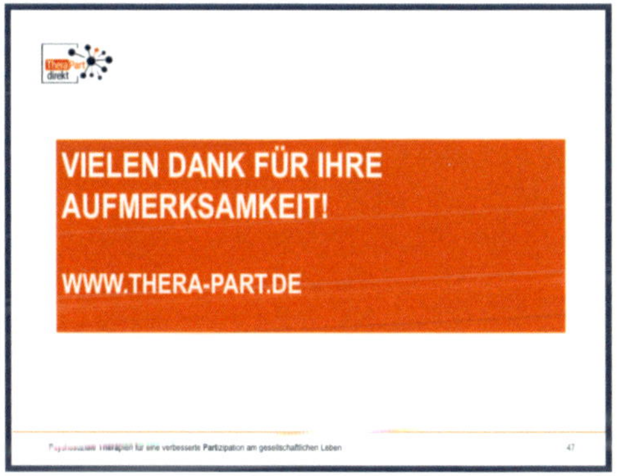

Modulüberblick Modul 6 für Angehörige

Modulspezifische Beschreibungskategorien

Inhalte / Themen	Hinweise für Angehörige und Abschluss
Lernziele	Die Teilnehmenden kennen hilfreiche Verhaltensweisen im Umgang mit ihren betroffenen Angehörigen und wissen, an wen sie sich wenden können.
Dauer	10 Minuten
Methoden	Vortrag
Schulungsmaterial	Powerpoint-Präsentation, Film AOK Familiencoach
Besonderheiten	Nur für Angehörige

Modul 6 – Hinweise für Angehörige: 10 min

FÜR ANGEHÖRIGE
Was Angehörige wissen sollten

Folien Angehörige 39–41 (ausschließlich in Angehörigenversion)

»Zum Schluss geht es ganz speziell um Sie. Als Angehörige von Menschen, die an einer schweren psychischen Erkrankung leiden, sind auch Sie bestimmten Anforderungen ausgesetzt. Angehörige und die damit verbundene soziale Einbindung stellen für Betroffene eine wichtige Ressource dar. Im Allgemeinen erleben Patientinnen und Patienten mit eigenen Familien einen besseren Krankheitsverlauf.
Jedoch können damit verbunden für die Angehörigen auch Belastungen auftreten, z.B. gesundheitliche und emotionale Belastungen, berufliche Nachteile, zusätzliche finanzielle und zeitliche Aufwendungen, Einschränkungen in der eigenen Freizeitgestaltung, z.B. fehlende Zeit, um sich mit Freunden zum Plausch zu verabreden, und damit verbunden beeinträchtigte soziale Beziehungen. Aber auch das Erleben von Diskriminierung und Ablehnung (z.B. von Nachbarn) kann eine Folge sein. Daher wird in der Leitlinie formuliert, dass Angehörige speziell zu unterstützen sind.«

Das Statement zur Leitlinie sehen Sie auf Folie 42.

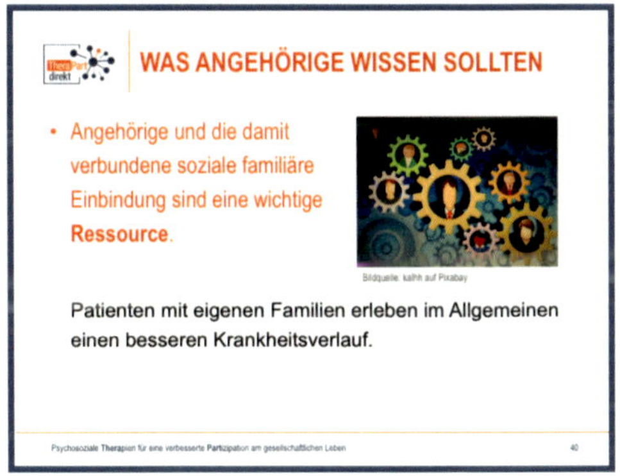

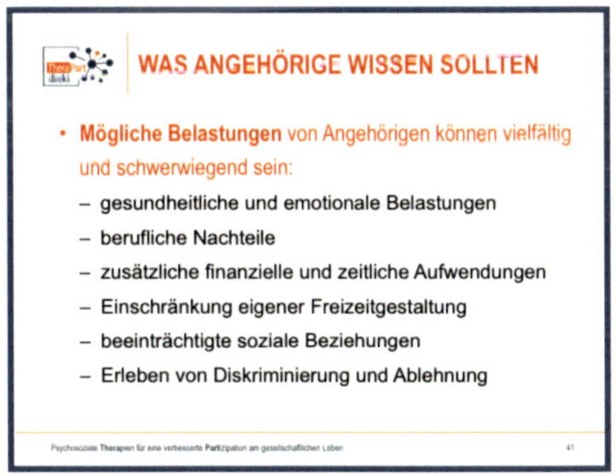

Folien 42–43

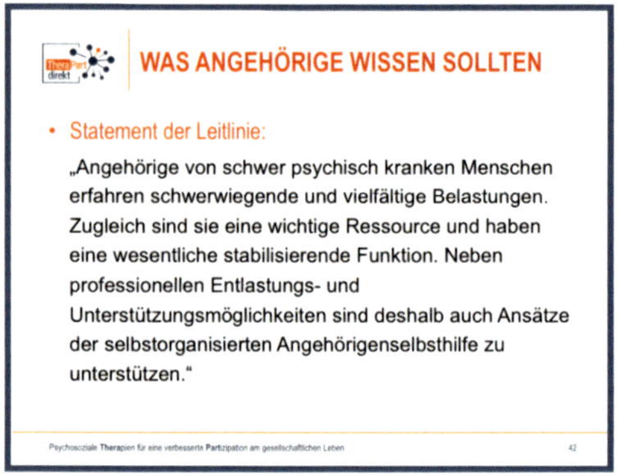

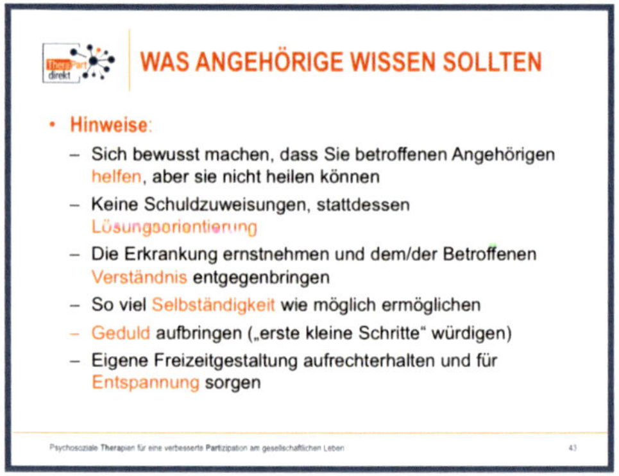

»Verschiedene Organisationen haben Hinweise für Angehörige im Umgang mit ihren betroffenen Partnerinnen und Partnern, Eltern, Kindern oder Freunden zusammengestellt. Diese sind vor allem:

- Sie können ihren Angehörigen helfen, sie jedoch nicht heilen
- Hilfreich ist, Lösungen für anstehende Probleme zu suchen, anstatt sich gegenseitig Schuld zuzuweisen
- Verständnis üben und die Erkrankung ernst nehmen
- So viel Selbstständigkeit für die betroffenen Angehörigen ermöglichen, wie möglich ist
- Kleine Schritte würdigen und geduldig sein
- Weiterhin auch an sich denken und die eigene Freizeit aufrechterhalten und v.a. für Entspannung sorgen

Falls Sie merken, dass Sie selbst zunehmend belastet sind, sollten Sie sich nicht scheuen, sich selbst Hilfs- und Unterstützungsmöglichkeiten zu suchen. Denn nur wenn es Ihnen gut geht, können Sie auch Ihren Partner / Ihre Partnerin, Eltern, Kinder oder Freunde unterstützen.

Möglichkeiten können in Beratungsangeboten, Selbsthilfegruppen oder einer eigenen Psychotherapie bestehen. Zudem gibt es Online-Angebote von Organisationen, wie z.B. für die Erkrankung Depression von der AOK, was ich / wir Ihnen als Beispiel mitgebracht haben.«

Abspielen des Trailers zum AOK Familiencoach.

»Eine wichtige, übergeordnete Organisation ist der Bundesverband der Angehörigen psychisch erkrankter Menschen e.V. Hier finden Sie neben Informationen auch ein telefonisches Beratungsangebot.

Auch **Kinder von psychisch kranken Eltern** sind besonderen Herausforderungen im Entwicklungsverlauf ausgesetzt und es besteht darüber hinaus ein erhöhtes Risiko, selbst eine psychische Erkrankung zu entwickeln. Deshalb gibt es auch hier verschiedene Initiativen und Anlaufstellen, die den Fokus speziell auf Kinder psychisch kranker Eltern haben und Unterstützung sowie Möglichkeiten der Stärkung für betroffene Familien anbieten. Genannt seien an dieser Stelle die Bundesarbeitsgemeinschaft Kinder psychisch erkrankter Eltern (bag-kipe), der Bundesverband der Angehörigen psychisch Kranker e.V. mit dem Projekt www.kipsy.net und das Kindernetzwerk.«

Folie 44

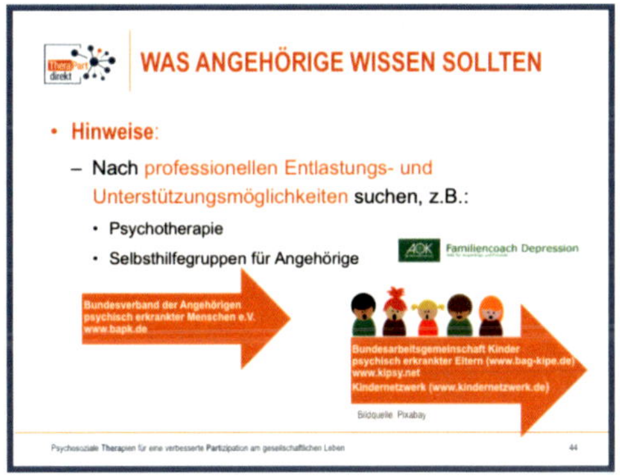

Abschluss

»Nun sind wir am Ende der Veranstaltung. Gern stehe ich für Fragen zur Verfügung und möchte Sie auch noch einmal auf die Internetseite www.thera-part.de und die Patientenleitlinie verweisen, wo Sie weiterführende Informationen finden. Ich wünsche Ihnen alles Gute für sich und Ihre Angehörigen und möchte Sie ermutigen, sich bei Bedarf selbst Unterstützung zu suchen.«

Folie 45

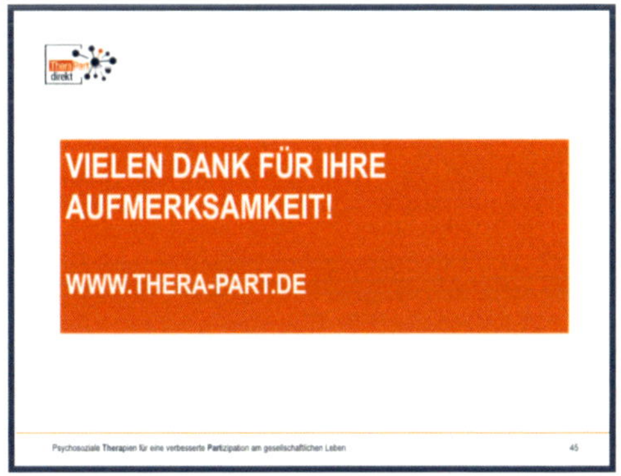

Anlagen

Fallvignette

Fallgeschichte:
Herr Schneider, 31 Jahre, seit 10 Jahren an Schizophrenie erkrankt

Herr Schneider lebte bis zu seinem 12. Lebensjahr bei den Eltern und drei Geschwistern. Mit Auszug der älteren Schwester aus der elterlichen Wohnung Umzug zu ihr, um in der Stadt auf eine spezielle Schule zur Lernförderung zu gehen. Aufgrund von Konflikten mit Schwester Unterbringung für 2 Jahre in einem Kinderheim. Die Schule verließ er ohne Schulabschluss, danach Aufnahme einer Ausbildung in einer Schlosserei, jedoch Abbruch aufgrund von Schwierigkeiten in Berufsschule und zusätzlicher Konflikte mit Vorgesetzten und Kollegen. Erster Aufenthalt in der Psychiatrie aufgrund einer Psychose, danach weitere Klinikaufenthalte (insg. 7). Neben der schizophrenen Erkrankung leidet Herr S. an einer Zwangsstörung (v.a. Waschzwang).

(aus: Bischkopf, J.; Deimel, D.; Walther, C.; Zimmermann, R.-B. (Hg.) (2017): Soziale Arbeit in der Psychiatrie. Lehrbuch. Köln: Psychiatrie Verlag, S. 326 ff.)

Auswirkungen der Erkrankung auf verschiedene psychosoziale Bereiche:		
Teilsystem	**Probleme**	**Mögliche Handlungsansätze**
Behandlung	• Mehrere psychiatrische Aufenthalte (7) • Ambivalenz gegenüber Medikation	• Mindestens regelmäßiger Termin beim Psychiater • In schweren Fällen: Aufsuchende Behandlung durch multiprofessionelles Team, Verfügbarkeit in Krisensituationen • Aufklärung über die Erkrankung (Psychoedukation und / oder Trialog), Erarbeitung von Frühwarnzeichen
Wohnen	• Selbstständiges Wohnen gescheitert; Heim für psychisch Kranke (2 Jahre)	• Ambulant betreutes Wohnen, Erstausstattungshilfe • Training sozialer und Alltagskompetenzen (z. B. durch Ergotherapie, Gruppenangebote)
Bildung / Arbeit	• Keinen Schulabschluss • Berufsausbildung (Schlosser) begonnen, jedoch Abbruch • Verschiedene Hilfsarbeiten	• Ziele beruflicher Teilhabe klären • Unterstützte Bildung & Beschäftigung / Präferenzen des Patienten ausloten, enge Anbindung an Behandlungsteam, Ergänzung durch Training sozialer oder kognitiver Fertigkeiten am Ausbildungs- / Arbeitsplatz • Alternative: vorerst beschützte Arbeit, Tagesstätte, Zuverdienst
Gesundheit	• Übergewicht aufgrund Medikation	• Gesundheitsförderliche Interventionen, z. B. gemeinsames Kochen (mit Sozialarbeiterin) • Sport / Bewegung
Soziales Leben	• Häufig Konflikte innerhalb Familie, mit Kollegen / Chefs • Einige wenige Freunde	• Unterstützung bei Aufgaben des alltäglichen Lebens und sozialer Kompetenzen, Stärkung der Selbstmanagement-Fähigkeiten (z. B. durch Sozialarbeiterin) • Einbezug von Angehörigen • Ansätze von Sport und Bewegung (z. B. Freizeitgruppe des betreuten Wohnens)

Gruppenarbeit (Modul 4)

Teilnehmerzahl 3–6 (Plenumsarbeit) / 7–10 (Kleingruppe)

Dauer 25 Minuten

Bildung Gruppen z. B. Sitznachbar, Zufallsprinzip per Bonbon / Lose

Ablauf

1. Nachdenken über eigene Stärken / Entwicklungsräume mittels Arbeitsblatt (Ampelprinzip: grün für Stärken; gelb für aktuell ok, aber evtl. demnächst Veränderungen; rot: Baustelle)
   5 min

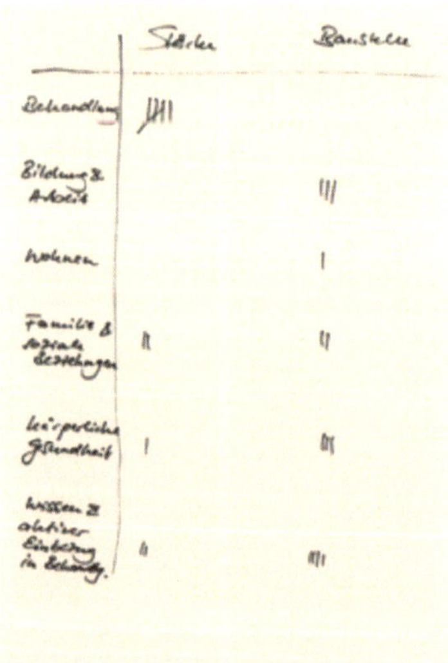

2. Rückmeldungen der TN über Stärken / Entwicklungsräume (2–3 Beispiele), evtl. aktiviert / motiviert Trainerin / Trainer aktiv (»Wer hat denn alles den Bereich Arbeit als Baustelle / Entwicklungsraum?«), Trainerin / Trainer schreibt am Flipchart getrennt nach Stärken und Baustellen mit (z. B. Strichliste pro Bereich)
   5 min

3. Danach Ableitung von Lösungen, evtl. durch Verweis auf Fallbeispiel (z. B. »Was konnte hier im Bereich Arbeit gemacht werden? Welche Interventionen wurden dort durchgeführt?«) durch: A) Plenumsarbeit (Zuruf) oder B) Bildung von Kleingruppen (2–4 Personen)
   10 min

4. Anschließend sollen die TN anhand der gemeinsam erarbeiteten Lösungen diejenigen bestimmen, die für sie relevant sind, und diese auf dem Arbeitsblatt markieren
(rot: Baustelle)
5 min

5. Konkrete Übertragung auf Ansprechpartner in den Regionalflyern (evtl. Markierung)